戴好你的心理「口罩」

公共卫生事件下的青少年心理调适

张迎黎　徐福山　主编
刘铁榜　主审

山东科学技术出版社

图书在版编目（CIP）数据

戴好你的心理“口罩”：公共卫生事件下的青少年心理调适 / 张迎黎，徐福山主编 . —济南：山东科学技术出版社，2020.3

ISBN 978-7-5723-0271-8

Ⅰ . ①戴… Ⅱ . ①张… ②徐… Ⅲ . ①日冕形病毒 – 病毒病 – 肺炎 – 心理疏导 – 青少年读物 Ⅳ . ① R395.6-49

中国版本图书馆 CIP 数据核字 (2020) 第 027714 号

戴好你的心理“口罩”：公共卫生事件下的青少年心理调适

DAIHAO NIDE XINLI KOUZHAO : GONGGONG WEISHENG SHIJIAN XIA DE QINGSHAONIAN XINLI TIAOSHI

责任编辑：孙雅臻　李志坚　庞晓峰
装帧设计：侯　宇

主管单位：山东出版传媒股份有限公司
出 版 者：山东科学技术出版社
地址：济南市市中区英雄山路 189 号
邮编：250002　电话：（0531）82098088
网址：www.lkj.com.cn
电子邮件：sdkj@sdcbcm.com
发 行 者：山东科学技术出版社
地址：济南市市中区英雄山路 189 号
邮编：250002　电话：（0531）82098071
印 刷 者：济南新先锋彩印有限公司
地址：济南市工业北路 188-6 号
邮编：250101　电话：（0531）88615699

规格：32 开（143mm × 210mm）
印张：4.75　**字数：**95 千　**印数：**1~3000
版次：2020 年 3 月第 1 版　2020 年 3 月第 1 次印刷
定价：20.00 元

主　审　刘铁榜　深圳市精神卫生中心，深圳市康宁医院

主　编　张迎黎　深圳市精神卫生中心，深圳市康宁医院

徐福山　深圳市精神卫生中心

副主编　彭子文　深圳市精神卫生中心

梁　炜　深圳市精神卫生中心

荆世群　南方医科大学

申丽娟　新乡医学院第二附属医院，郑州市第九人民医院

编　者（以姓氏笔画为序）

方　晗　深圳市精神卫生中心

白渊翰　深圳市精神卫生中心

冯　飞　深圳市精神卫生中心

向　慧　贵州省人民医院

杨　峘　中南大学湘雅二医院

陈冠婕　深圳市精神卫生中心

胡　燕　华南师范大学

禹婷婷　深圳市精神卫生中心

彭　博　深圳市精神卫生中心，深圳市康宁医院

秘　书　彭　博　深圳市精神卫生中心，深圳市康宁医院

陈冠婕　深圳市精神卫生中心

插图设计　戴鹏鹏　深圳市乐画文艺传播有限公司

刘莹莹　深圳大学

序 XU

始于江城武汉的一场新型冠状病毒感染疫情，开启了2020年这个不平凡之年。疫情让全国人民的新年按下了暂停键，牵动了无数人的心，数以万计的人被感染，病毒的肆虐给大众造成了巨大的心理应激。在这场重大突发疫情中，临床心理工作者有责任、有义务，也有能力为广大青少年朋友们提供心理援助。

纵观深圳市康宁医院（深圳市精神卫生中心）40余年的发展历程，她在众多重大公共卫生事件中永不缺席。在2008年的汶川地震、2010年深圳富士康连续坠楼事件、2015年深圳光明新区“12·20”特大滑坡事件等的心理援助中，在2011年世界大学生运动会应激保障任务中，都留下了康宁人的身影。本书的编写团队，除了来自深圳市康宁医院的专家，同时汇聚了广州、贵州、湖南、河南等地的临床、教学一线专家，他们在心理援助和青少年心理问题干预方面有丰富的理论和实战经验。

大疫面前，众生平等。这场疫情既是对一个人身体免疫力的考验，也是对一个人心理承受能力的考验。然而，“少年强则国强”！一个民族的健康，青少年的身心健康尤为重要。现在正在读初中、高中的学生，绝大部分没有经历过 17 年前对 SARS 的恐慌，对 12 年前的汶川地震也记忆模糊。中国正在经历的这场新型冠状病毒感染疫情，是他们成长中的重要经历。如何化危险为机遇，将压力变动力，让困境变为心理免疫力的磨刀石？本书的作者从相关知识、心理健康、亲子相处、返学、常见心理问题的调适、特殊心理问题的调适等六个方面，用通俗、易懂的语言向大家娓娓道来。迄今为止，本书是国内新型冠状病毒感染疫情下青少年心理调适的首部读物，对今后公共卫生事件下青少年心理健康的维护和发展起着引领作用。

一个有担当的医务工作者和教育者，不仅要有科学探索精神，还要担负起传播科普知识的重任。

希望各位青少年朋友从本书中能有所获，拥有更强大的心理弹性，以适应未来人生中的各种挑战。

中国人聚力投入这场无硝烟的战役中，相信疫情终会退场，春天必会来临！

刘铁榜

中国医师协会精神科医师分会　副会长

中华医学会精神医学分会社会精神医学组　组长

2020 年 2 月 15 日

前　言 QIAN YAN

人生没有坦途。在人类的历史长河中，地震、洪水、传染病时有发生，每个人的感受不尽相同。大多数人在突发重大事件下会无计可施，会感到迷茫、紧张、害怕、痛苦，甚至恐慌。

幸运的是，我们在突发重大事件下产生的身体、心理、行为上的反应绝大部分是正常的。但是，有些人就不那么幸运了，他们的心理久久不能平复，在巨大压力下出现了心理问题。

如果我们都有机会学习一些医学和心理学的知识，那么在面对外界压力时就可以自行评判自己的反应是否恰当；如果我们掌握一些心理调适技巧，我们的很多困惑都会迎刃而解；如果我们练就一套破解心理不适的绝招儿，我们就会成为自己心理健康的守护神。

以全新的眼光看待生活，练出自己御风行之神功！

编　者

目　录

第四章　返学篇　/ 082

第五章　常见心理问题的调适　/ 089

第一章　相关知识篇

一场新型冠状病毒性肺炎疫情，让2020年的春天似乎变得特别遥远。我们过年时取消了走亲访友环节，过上了“宅”在家的生活，出门要戴上口罩做好层层防护，出入小区都要测体温，新闻中反复播放的疫情消息，都让这个冬天变得格外漫长。

那么，什么是新型冠状病毒肺炎，如果患病了会有哪些不舒服，这个病可以治好吗，为什么出现疫情之后我们要尽量居家不外出呢，我们都将在这一章了解到。

1. 什么是突发公共卫生事件?

顾名思义，突发是指突然发生的、给公共健康造成一定危害的事件；突发公共卫生事件便是指那些造成或者可能造成社会公众健康严重损害的重大传染病疫情、群体性不明原因疾病、重大食物和职业中毒以及其他严重影响公众健康的事件。

随着社会的发展、环境的变化，突发公共卫生事件也变得越来越多见，如我国2003年大爆发的非典型肺炎（简称非典）、

2009年的甲型H1N1流感、2013年的甲型H7N9流感，以及2016年的假疫苗事件等。此外，突发公共卫生事件在国际上也屡见不鲜，如2014年的西非埃博拉病毒疫情。其中，2003年的非典，尽管大家或许未曾经历，但是我们的爸爸妈妈肯定都印象深刻，被口罩保护的口鼻、哄抢的板蓝根、天价的大蒜和白醋，都成为那次疫情难以忘怀的印记。当然，2020年的新型冠状病毒肺炎疫情也是突发公共卫生事件。

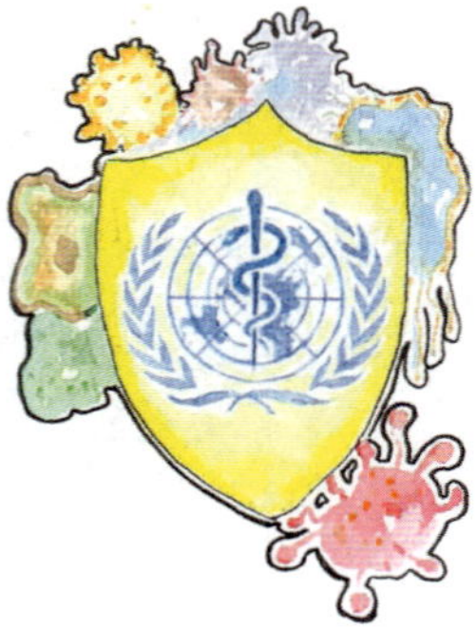
人类与病毒的战斗持续已久

尽管我们最终都能打败这些突发公共卫生事件，但是因为这些事件具有不可预测性、原因多样、传播迅速、波及范围广、后果严重等特点，它们对我们的影响和危害却不容小觑。

2. 突发公共卫生事件的影响有哪些？

首先，对我们的身体是一种考验。2003年的SARS和2020年新型冠状病毒肺炎都能造成我们出现发热、咳嗽、呼吸困难等身体上的不舒服。这种疾病的传染性强，在短时间内可造成患病人数急剧增加，好似我们平时看到的多米诺骨牌一样，一个人患病便会引起周围人群的感染。此时，强健的体魄就显得尤为重要。

其次，对我们心理上的影响也尤为突出。我们会因为担心自己及家人的身体健康而紧张，也会因为日益增多的确诊人数而感到恐惧、害怕，还会因为多日不能出门而抱怨、牢骚满腹，甚至有的人还会出现终日闷闷不乐、郁郁寡欢、无精打采、茶饭不思等。

第三，突发公共卫生事件还会对社会产生影响，小到企业的裁员，大到整个社会的经济动荡和不稳定，无一不是社会受到波及的表现。

第四，突发公共卫生事件还会影响政府管理职能的发挥，严重的还会对国家或地区形象造成负面影响，影响国家的长期稳定。

那么我们该怎么办呢？不用怕，不用慌！为了有效应对这些突发公共卫生事件，我们国家和政府已经出台了一系列的政策和法律、法规，包括《突发公共卫生事件应急条例》《中华人民共和国传染病防治法》等，引领我们一起战胜此类事件。一旦发生突发公共卫生事件，我们的国务院会设立全国突发事件应急处理指挥部，负责对应急处理的统一领导、统一指挥。而我们呢，当然就要负责听从指挥啦！

3. 国际上怎样应对突发公共卫生事件呢？

面对突发公共卫生事件，每个国家都有各自的应急管理系统。

比如说美国，它建立了全方位、立体化的突发公共卫生事件的管理网络，包括信息系统、应急网络系统和流行病检测系统、决策和执行系统、应急保障系统等。

再比如说英国，特别设立了国家应急规划联合委员会，建立了一整套应对危机的管理体制。

又比如说日本，我们都知道日本是个灾害频繁发生的国家，因此日本特别重视突发事件的应急管理。它建立了高效、配合默契的危机管理体系和完备的信息报送体系。

由此可见，各国都十分重视对突发公共卫生事件的应急管理。

我国当然也有我们自己的应急管理系统。为有效应对突发公共卫生事件，根据突发公共卫生事件的性质、危害程度、涉及范围，我国将突发公共卫生事件划分为四级，分别为特别重大（Ⅰ级）、重大（Ⅱ级）、较大（Ⅲ级）和一般（Ⅳ级）。

其中，我们需要注意的是特别重大突发公共卫生事件主要包括：

（1）肺鼠疫、肺炭疽在大、中城市发生并有扩散趋势，或肺鼠疫、肺炭疽疫情波及 2 个以上的省份，并有进一步扩散趋势；

（2）发生传染性非典型肺炎、人感染高致病性禽流感病例，并有扩散趋势；

（3）涉及多个省份的不明原因的群体性疾病，并有扩散趋势；

（4）发生新传染病，或我国尚未发现的传染病发生、传入，并有扩散趋势，或发现我国已消灭的传染病重新流行；

（5）发生烈性病菌株、毒株、致病因子等丢失事件；

（6）周边以及与我国通航的国家和地区发生特大传染病疫情，并出现输入性病例，严重危及我国公共卫生安全的事件；

（7）国务院卫生行政部门认定的其他特别重大突发公共卫生事件。

因此，新型冠状病毒肺炎也属于特别重大突发公共卫生事件。

正是因为我国建立了完备的应急系统，我们才能成功打败一次又一次的突发公共卫生事件。

4. 新型冠状病毒到底有多大危害?

要了解这个问题，我们需要先从什么是冠状病毒（COVID–19，NCP）说起。

（1）什么是新型冠状病毒?

新型冠状病毒是指以前从未在人体中发现的冠状病毒新毒株。在 2019 年 12 月中国武汉暴发疫情之前，人们未曾发现过此病毒。

（2）新型冠状病毒传染性强吗?

新型冠状病毒可以人际传播，即由一个人传染给另外一个人，从而导致呼吸道疾病。人们通常是在家庭、工作场所或医疗机构等地与感染者密切接触后受到感染的。

（3）新型冠状病毒的易感人群是哪些人呢?

在新型冠状病毒传播区域生活或旅行的人都面临感染风险，所有年龄段的人都可能受新型冠状病毒的影响。年龄较大和患有哮喘、糖尿病、心脏病等基础疾病的人，感染该病毒的可能性也许更大。

（4）新型冠状病毒通过什么方式传播呢?

新型冠状病毒是呼吸道病毒，主要通过人咳嗽或打喷嚏时产生的飞沫，或通过唾液或鼻涕，与受感染者接触而传播。

（5）新型冠状病毒有哪些临床表现和危害呢?

与其他呼吸系统疾病一样，感染新型冠状病毒可导致流涕、咽痛、咳嗽和发热等。某些患者症状较重，会出现呼吸困难等肺炎的相关表现。少数情况下此病可以致命。老年人和有基础疾病（如糖尿病和心脏病）的人似乎较易出现重症。

（6）如何预防新型冠状病毒感染呢?

如果想避免自己感染，需要洗干净双手（保证双手不沾染病毒并传播到他处），保护好黏膜（戴口罩遮住口鼻，不用手触摸眼、口、鼻），不接触病原（包括病人、野生动物等）；同时，为了避免感染他人，需要在打喷嚏时弯曲肘部完全盖住口鼻，或使用纸巾完全盖住口鼻并将用完的纸巾丢入带盖子的垃圾桶，然后将双手洗干净。

5. 世界卫生组织对新型冠状病毒感染提出的公众建议有哪些?

世界卫生组织针对公众如何应对新型冠状病毒感染提出了诸多建议，其中和青少年相关的包括以下几条：

（1）勤洗手：如果双手脏，可用肥皂水和流水洗手。如

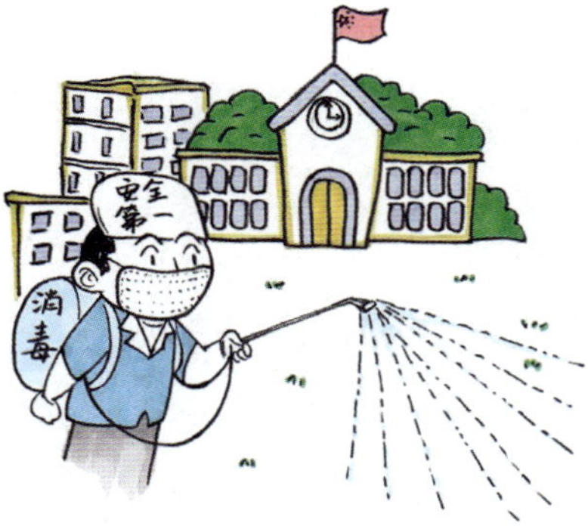

“排雷工作”让人安心不少

果双手脏得不明显，经常用含酒精成分的免洗洗手液清洁手或用肥皂和清水洗手。

理由：用含酒精成分的免洗洗手液清洁手或用肥皂和清水洗手可以杀灭手上的病毒。

小知识

为什么肥皂水可以杀灭新型冠状病毒呢？请大家回想一下在化学教材中学到的有关肥皂的知识。肥皂的分子结构可以分成两个部分：一端是带电荷呈极性的 COO^-（亲水部位，即亲水端），另一端为非极性的碳链（亲油部位，即疏水端）。而新型冠状病毒表面有膜，这层膜由脂质双分子层组成，肥皂正是利用亲油部分破坏了病毒的这层膜；而膜一旦破了，病毒也就死亡了。

（2）咳嗽和打喷嚏时注意卫生：咳嗽和打喷嚏时，用臂肘或纸巾遮住口鼻。用后立即将纸巾扔进封闭的垃圾箱，然后用含酒精成分的免洗洗手液清洁手或用肥皂和清水洗手。

理由：咳嗽和打喷嚏时用纸巾等遮住口鼻，可以防止病毒的传播。但是不应用手，因为用手遮挡会污染手，进而污染触摸的物体或人。

（3）保持社交距离：与他人至少保持 1 米的距离，尤其注意与咳嗽、打喷嚏和发热的人保持距离。

理由：感染了 COVID-19 病毒者在咳嗽或打喷嚏时，会溅出含病毒的飞沫。如果你离得太近，就可能会吸入病毒。

小知识

打个喷嚏唾沫可以飞多远？喷嚏时速能达到 50 米/秒，堪比 15 级台风。其中，一部分是上百微米的大液滴，射程远至 2 米，但是很快沉降；另外一部分是几微米的小液滴飞沫，被空气黏滞作用减速，并且瞬间蒸发为微米级的飞沫核，可以在空气中悬浮很久。

（4）避免触摸眼、鼻、口。

理由：日常生活中，手会接触许多可能被病毒污染的表面。如果用被污染的手触摸眼、鼻、口，就可能会被手上沾染的病毒感染。

小知识

为什么偏偏是眼、鼻、口？回顾生物学知识就会发现，人体的眼、鼻子、口是由黏膜覆盖的，而不是像手或者躯干等部位是由皮肤覆盖的。病毒可以通过黏附于黏膜上皮细胞侵入人体达到致病目的。

（5）如有发热、咳嗽和呼吸困难，请及早就医。如果与有呼吸道症状的人密切接触，也请告知医务人员。

理由：发热、咳嗽和呼吸困难可能是呼吸道感染或其他严重疾病的表现，因此及时就医很重要。伴有发热的呼吸道症状可能有多种原因，应根据个人旅行经历和环境具体分析，新型冠状病毒感染可能是造成呼吸道症状的一个原因。

（6）避免食用生鲜或未煮熟的动物产品：采用良好的食品安全措施，谨慎处理生鲜的肉、奶或动物器官，以免与生食交叉污染。

6. 我近期有发热、咳嗽，是不是被新型冠状病毒感染了？

答案是：不一定哦！有可能只是普通感冒（即上呼吸道感染）或者流感。

但是，（划重点啦！划重点啦！划重点啦！重要事情说三遍！）如果你在发病前 14 天内有武汉市及周边地区或其他有病例报告社区的旅行史或居住史，或者发病 14 天内曾接触过来自武汉市及周边地区，或来自有病例报告社区的发热或有呼吸道症状者，又或者你身边有好几个人发病，再或者你曾经与新型冠状病毒感染者有密切接触史（新型冠状病毒感染者是指病原核算检测阳性者），而你现在出现了发热、咳嗽，那么你和你的爸爸、妈妈就务必要提高警惕啦，一定要尽快到指定医疗机构进行排查。

到了医院之后，医生会对你进行相关的检查，包括抽血，采集咽部标本、痰液，做胸片、肺部 CT 等，一定要配合医生尽快完善检查。如有新型冠状病毒感染，则检查结果会出现以下异常：血常规的白细胞总数正常或减少，淋巴细胞计数减少，肝药物酶、乳酸脱氢酶、肌酶、肌红蛋白、肌钙蛋白增高；C 反应蛋白和血沉升高，降钙素原正常，D- 二聚体升高；影像学检查可见肺部出现多发小斑片影及间质改变，以肺外野明显，进而发展为双肺多发磨玻璃影、浸润影，严重者可出现肺实变。

但是仅仅是这些还是不能下定论的，医生会对通过咽拭子等采集标本进行病原学的检测，发现新型冠状病毒核酸阳性或发现病毒基因测序与已知的新型冠状病毒高度同源才能最终确诊。

7. 感染了新型冠状病毒会有什么不舒服？

新型冠状病毒肺炎的潜伏期为 1~14 天，感染后主要的不舒服包括发热、乏力、干咳等，当然有少数的患者也会出现病毒感染的其他症状，像鼻塞、流涕、咽痛和腹泻等。

你或许会想，这和我们平时的感冒表现很类似呀！对，因为我们平时的感冒也是病毒感染。但是病毒种类多种多样，如果说我们平时感冒感染的病毒是“小巫”的话，那这次的新型冠状病毒就是“大巫”啦。因为这些病毒不仅仅能导致普通感冒的表现，还可能导致更严重的情况，比如有的患者可能在发病一周后就出现呼吸困难或者低氧血症，更有甚者会出现急性呼吸窘迫综合征、脓毒症休克等等危及生命的情况。所以新型冠状病毒感染可不仅仅是让我们感冒一场那么简单哦，它可能会对我们的身体造成更为严重的伤害。

很可怕对不对？但是不用着急，因为从目前的情况来看，多数患者都能战胜病魔，并且儿童病例症状较轻。相信只要我们拥有强健的体魄、乐观的态度，一定能迎来春天。

8. 为什么没有不舒服也要进行隔离？

隔离是一种约束，也是一种保护。传染病的传播和流行是通过传染源、传播途径和易感人群实现的。隔离就是将传染病的“源头”“圈起来”，防止感染其他人或动物。

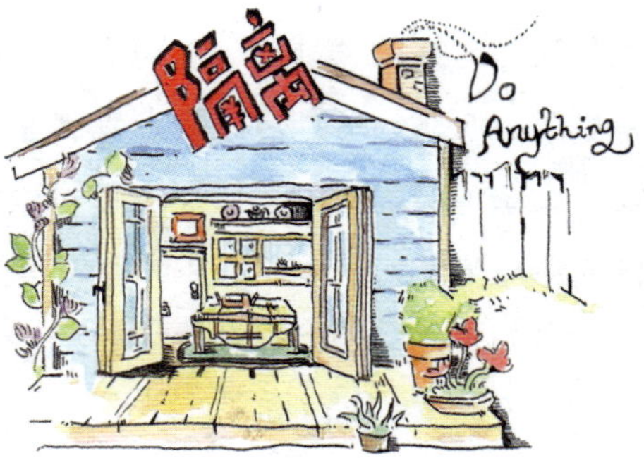

利用隔离在家的时间，去发掘你潜藏的其他技能吧

看起来，传染是一个人到另一个人的线性对应，但实际结果却是由点到面向四周辐射，呈几何状态递增，1 递增到 2，2 递增到 4，4 递增到 8，8 递增到 16，16 递增到 32……切断传染途径（比如戴口罩、勤洗手、开窗通风等）或降低个人易感性（如合理饮食、睡眠充足、体育锻炼、心态积极等）能降低

被感染的可能性，但总没直接切断传播的“源头”来得直接，来得彻底。当疫情暴发时，如本次的“新冠肺炎”，感染性强且传播途径不甚明确，控制传染源就至关重要。这就是隔离的重要意义所在。

隔离的对象是曾密切接触过感染病例和曾到疫区的人，也就是说存在潜在被感染可能的人，即使身体上的没有不舒服或症状，依然要接受隔离观察。究其原因，就不得不说一下疾病的潜伏期。潜伏期是指从病原体侵入机体至出现临床症状之间的一段时间。在这样一段时间里，受累个体虽未发病却是病原体携带者（体内有病原体，但没有临床症状），同样具有传染性，也是疾病传播的“源头”。而且，这种传染性隐秘性更强，让人更防不胜防。每种传染病毒复制速度、毒性强弱、人体抵抗能力大小不同，所以潜伏期也不同。例如，流行性腮腺炎的潜伏期最短为 8 天，最长为 30 天；“新冠肺炎”潜伏期最短 2~3 天，最长 14 天，现在看也有可能更长。我们将最长潜伏时间就定为需要隔离的时间。

实施隔离也是我国相关法律法规的要求，《中华人民共和国传染病防治法》《突发公共卫生事件应急条例》等明文规定，要求对密切接触者采取较为严格的医学观察等预防性公共卫生措施，这是一种对公众健康安全负责任的态度，也是国际社会的通行做法。

9. 新型冠状病毒肺炎能够治好吗？

对此，目前可以很明确地说，此次的新型冠状病毒肺炎是能治愈的，目前已有大批患者治愈出院。钟南山院士也表示，“新冠肺炎”患者多为中老年人和既往有基础疾病的人，其病死率远比 SARS 冠状病毒感染、埃博拉病毒感染或 H7N9 病毒流感低。随着疫情防控工作的推进及医疗手段和条件的改善，相信治愈率会进一步提高。

目前，国内正在积极研究有针对性的、确切有效的治疗方法，有的已经开始用于临床并初见成效。当前的治疗原则以对症支持治疗为主。要先根据病情严重程度的不同确定相应的治疗场所，如疑似或确诊病例应当在具备有效隔离和防护条件的定点医院隔离治疗，危重病例应当尽早收入 ICU 治疗。

还有一个要提的是心理治疗。疫情暴发属于突发应激事件，极易打破自我内部以及自我与环境之间的心理平衡，出现焦虑、恐惧情绪、躯体不适等。心理健康有助于营养物质的消化吸收，促进身体各项机能的恢复。

10. 发现周围有人咳嗽、发烧该怎么办？

对于青少年来说，无论在家或学校，只要是身处人员密集区域，首先要做好自身的防护，戴好口罩，与他人保持 1 米以上距离，同时提醒其他人也戴好口罩。

如果咳嗽、发热人员是同学，还应尽快向老师报告，请老师联系医务室的医生或者去医院排查有没有感染新型冠状病毒，在没有排除感染前建议该同学居家隔离。请学校医务室医师将该同学使用过的物品如书包、文具盒、笔、本等进行清洁消毒。我们回家后要用肥皂或含酒精洗手液正确洗手，将外衣在通风的地方晾晒半小时以上，并注意测体温。

如果咳嗽、发热的人是家人或亲戚，在做好个人防护的同时要建议他们就近到定点医疗救治发热门诊就诊、排查。使用含氯消毒剂和过氧乙酸消毒剂清洁、消毒该家庭成员或亲友触碰的物品，如床头柜、床架及其他卧室家具。注意不要与有症状的家人亲密接触，分开吃饭，尽量不待在一个房间，不共用生活用品，要勤洗手、多喝水，室内锻炼。注意适当开窗通风。

11. 每个社区门口都检测体温，登记出入人员，有必要吗？

在疫情爆发到发现、上报，防控措施出台、发布和实施前，疾病的感染扩散其实已经存在，时间至少超过潜伏期；而且鉴于目前交通工具的便利和发达，使得一部分具有传染性的人（有症状或没症状）在这期间无意识中播散开来，传染的几何递增形式已初步形成。这些散播的“传染源”最终落点就是家庭，就是社区。

本次新型冠状病毒肺炎疫情暴发后，如前所说，病例大多都跟疫区武汉有关系——去过武汉，或者从武汉来——这不就是不知不觉中散开的“面”吗？而且从一些聚集性病例的发病关联次序和医务人员感染的情况判断，这次疫情人传染人的特征十分明显，病毒可能会通过呼吸道飞沫、气溶胶、接触、粪口等多种途径传播。传染源的播散和传播途径的多样，使得疫情很容易在社区传播。

我们知道，控制传染源对控制疫情至关重要，这些散在的“传染源”就是需要防控的对象，所以需要对社区人员的体温进行检测，尽早筛查出这部分“传染源”并进行管控。而人员出入登记作为备案，一旦发现确诊或高度疑似病例，就可以通过该登记表尽快查到与其密切接触的个体，及早采取防控措施，避免疫情进一步扩散。

要想及早、有效地控制疫情，就需要各个环节严阵以待。

12. 能和出院的人在一起玩儿吗？

如果之前我们身边有亲朋好友因为疑似或确诊患有新型冠状病毒肺炎而住院，现在他们出院了，我们能去和他们玩吗？答案当然是能，但要等疫情过去后再一起出去玩。

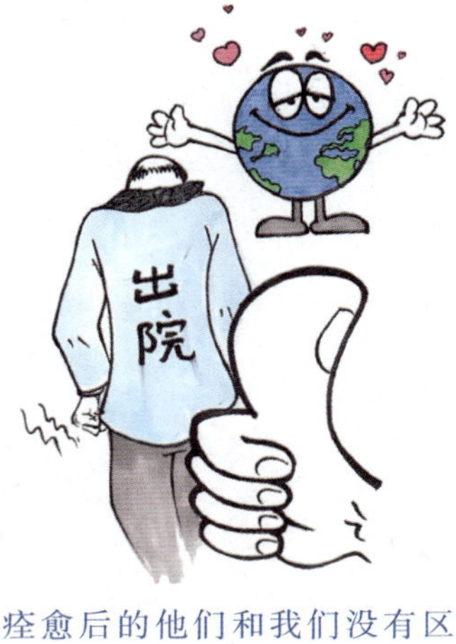

痊愈后的他们和我们没有区别，要相互友爱哦！

之所以说能，是因为住院患者在经治疗后，体温恢复正常 3 天以上、呼吸道症状明显好转，肺部影像学显示炎症明显吸收，连续 2 次呼吸道病原核酸检测阴性（采样时间间隔至少 1 天），才可解除隔离出院或根据病情转至相应科室。因此，既然他们能够出院，医生们是已经把好了关的，他们出院之后可以像普通人一样恢复正常的学习和生活。

但是你可能还是会很担心，觉得他们曾经住院，觉得他们是“异类”，所以不想和他们一起玩，更有甚者，可能会出言相讥、恶语相向。这都是不正确的。尽管他们曾患新型冠状病毒肺炎，但是他们也是病毒感染的受害者，他们在面对这突如其来的疾病的时候，想必心里肯定也是十分恐慌、害怕和不知所措的，也会感到十分孤独、沮丧，还可能会出现被抛弃感，觉得自己被世界、被亲朋好友遗弃了。在这个时刻，他们的内心是十分脆弱的。我们更加需要保护他们的自尊心，不要因为自己的紧张、担心而伤害到他们，不要带着嫌弃、歧视的态度去看待他们，而应该关心、鼓励他们，力所能及地给予支持，让他们感受到来自亲人或朋友的温暖。

那为什么又说要等疫情过去后再一起出去玩呢？因为对于我们的亲朋好友来讲，即使他已经出院，但是仍然建议他居家继续隔离一段时间，并继续做好个人防护和消毒工作。疫情存在期间尽量减少外出活动、多在家休息还是十分必要的。即使要出门，也要做好个人防护和手卫生。

尽管疫情存在期间不能见面一起玩，但是我们仍然可以通过许多其他方式与我们的亲朋好友保持联系，包括电话、微信、视频等。我们可以在电话里鼓励他们、陪伴他们，我们可以与他们分享自己生活中的事情和自己最近的心情。总而言之，在这段特殊的时期里，尽管不能见面，我们仍然可以通过多种方式一起分享生活中的种种细节、点点幸福，互相勉励、互相加油，一起度过疫情存在的困难时期。

（方晗　杨峘　申丽娟）

第二章　心理健康篇

重大事件下，有的人害怕、紧张，有人置身度外，有的人被负面信息吓得惶惶不可终日；有的人积极行动投身“抗疫”战争。同样的事情发生在不同人身上，为什么有如此不同的反应？孰对孰错？如何安放我们的心灵？该如何应对？本章节给大家一一剖析。

第一节　心理反应

1. 面对疫情会有哪些情绪反应？

在重大事件下，人们首先体验到的、用语言表达出来的当属情绪了。面对疫情，我们中国所说的喜、怒、忧、思、悲、恐、惊七情都会出现。当然，不好的事情以负性情绪为主。常见的负性情绪可以简单地分为以下几个方面。

恐惧：恐惧是危机事件最容易诱发的一种情绪。我们受到重大威胁而无法应对时会出现恐惧，是人的一种本能的心理调节机制，它可以让我们启动自身的防御机制来自我保护。我们肉眼看不到病毒，不知道周围的人谁是病毒携带者，每个人都有可能被病毒“眷顾”；看到成千上万的人被感染，听说和携带者见面十几秒就可能被感染，人类尚无特效疗法——病毒如此强大而人类“反抗”的招数有限，此时人们就会出现恐惧，有时还会有心慌、胸闷、出汗等身体反应。

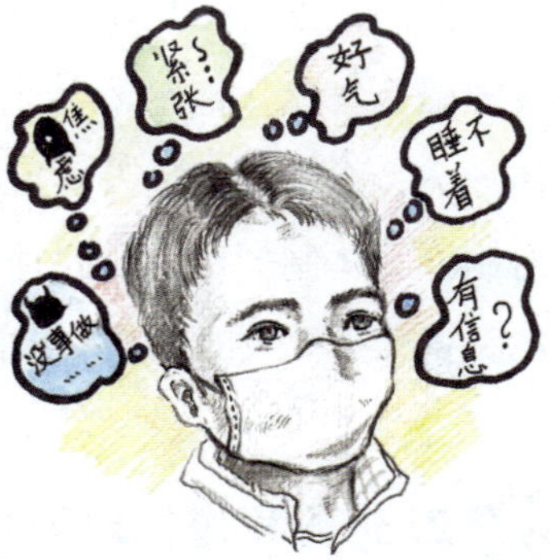

疫情会引起紧张、焦虑、愤怒等，也会有注意力不集中，失眠等心身反应

焦虑：危机发生时，焦虑也是一种常见的情绪反应，表现多种多样，如坐立不安、肌肉紧张、心慌、出汗、头晕、耳鸣等，通常在高估危险、对刺激过于敏感时出现。疫情来临时，我们不知如何应对，外出活动受到限制，焦虑会油然而生。适度的焦虑不是坏事儿，是一种积极应激反应的本能，能促使我们动员资源去应对危机和压力。当然，过度的焦虑反应对健康是有害的。

抑郁：当遭受突发重大事件时，我们会变得不高兴、悲哀、忧伤，对未来失去信心，甚至认为是自己的过错导致了不好局面，因无法陪伴和照顾家人而感到内疚自责，愧对周围的人，有时也会出现疲乏、失眠、不思茶饭等，会影响我们的健康、生活、学习及与家人的关系。有抑郁情绪时我们要高度关注，避免抑郁加重导致抑郁症。

愤怒：愤怒也是在压力状态下感受到的负性情绪，表现为发牢骚、气愤、抱怨、生气、不满等，甚至和人发生言语或肢体冲突；会抱怨其他人做得不好，抱怨环境不顺，有的会产生对制度和体制的不满。此种负性情绪影响到了生活以及与他人的关系，需要及时调整和求助了。

2. 时而焦虑，时而哭泣，时而麻木，是不是精神分裂了？

首先告诉你，你没有精神分裂。既往心理健康的人，极少因为一时的心理压力出现精神分裂症。那么，这到底是怎么回事呢？

心理学研究发现，不同的人，在遭受重大危机事件下，都有几乎相近的心理反应历程，从危机出现到危机解除，大概经历 4 个阶段。

冲击期：在这个阶段，我们会不同程度上出现睡眠问题、注意力问题，以及思想、情绪和行为上的改变；在强烈的刺激下还可能表现出震惊、麻木、不知所措，对发生的事情不能接受，随后会表现惶恐、焦虑、痛苦、愤怒、无助感、退缩或抑郁。

防御期：我们逐渐意识到自己的心理出现了问题，想要做出调整和改变，控制情绪，改善心态，恢复心理上的平衡，但尚不知道如何做出改变，故而会对目前的情况无法合理解释，甚至会不相信当下会发生这些事情。

解决期：这个时期个体逐渐恢复自信，努力接受现实情况，积极寻求资源和方法做出改变，通过调整逐渐缓解焦虑、抑郁等情绪，恢复正常的生活状态。

成长期：个体在经历了危机后自我功能得到进一步的发展，掌握了新的应对危机的技巧，但也有人因消极应对而形成了一些不健康的认知和行为模式。

所以，在发生重大危机，并且危机可能持续一段时间的情况下，你的不同的反应，甚至是完全相反的反应，都属于正常范围，是经历压力时正常的心路历程。不同阶段出现的各种反应，没有对错之分，也没有好坏之别，不要为之恐慌，让时间来逐渐治愈它。

3. 最近总是忘事儿，注意力不集中，脑子是坏了吗？

突发疫情作为重大公共卫生事件，往往对人们的心理造成一定的冲击，从而也会给个体的认知功能，也就是注意力、思考能力等带来不同程度的影响。

注意力：有些人会出现注意力不集中，做事容易走神儿，如无法专心学习，无法专注平时喜欢的游戏。在注意力不集中的同时，很多时候会出现选择性注意，主动搜索、查阅和追踪与疫情相关的消息，不能把注意力从疫情上转移开来。

记忆力：在重大的突发性事件出现后部分人会出现一过性的麻木、短期的健忘伴随着记忆力的下降，也有人也会因为注意力受到影响而无法专心于当下发生的事情，故而在事后对此不能回忆。

思维能力：过度的刺激可能会导致大脑思维能力下降，思路变得不清晰，反应速度减慢，决策能力下降，面对问题犹豫不决。

感知觉：强烈的心理冲突会使人出现短暂的感知觉减退，如食之无味、对疼痛的感觉减退等。有些人在有显著的焦虑和恐惧同时，又会出现感觉过敏，如对普通的光线就觉得刺眼，微小的声音就会令其胆战心惊；有些人会有异常的感觉和各种不适感，如觉得头皮发麻、身体虫爬感等。

以上的表现都是心理学上所说的认知改变。当然，认知改变也包括一个人对突发事件的个人的看法，如有人很悲观，对危机事件过于消极，感到无能为力；有人很乐观，不顾危险勇往直前；有人敏感，心事重重，疑神疑鬼；有人很豁达，宽容，遇事不会深陷其中。

大家记住一点的是，所有的不适，大部分是重大压力事件下人的适应性反应，等危机渐渐消除后就会逐渐消退，所以不会对人体造成伤害，大脑也不会变笨的。

4. 面对疫情，人们会有哪些行为上的变化?

面对疫情，最常见的行为表现有以下几个方面。

回避：回避与危机相关的一切事情，不敢出门，害怕出门，回避社交，害怕见人，甚至不愿意与家人接触。如果在危机中经历了死亡等重大事件，会逃避引起创伤回忆的活动、地方或者人。

强迫：反复洗手，反复消毒，反复翻看相关咨询，反复测量体温，反复回忆自己是否接触过危险物、污染物，有些人还会要求周围的人跟着自己一起做这些事情。

冲动：冲动行为的导火索常是愤怒、不满或者敌对情绪等，如有人不服从特殊情况下的管理而伤害民警和保安，有人因为疾病治疗不理想而打医生和护士，有人不满某些制度和做法出现了犯法行为。很多人随后都会对自己的行为表示后悔。

从众：出现危机的情况下，人们往往会失去判断力和独立思考能力，甚至丧失理智，出现从众行为。如“新冠肺炎”时期，媒体报道“双黄连”可以治疗“新冠肺炎”，该药一夜之间被抢空；听说疫情变得严重，就赶快疯狂采购生活用品。

危机过后，这些行为大部分都会消失，也不会影响我们的生活和学习。如果在危机过后这些行为仍存在，甚至影响生活的方方面面，变得没有主见，对个人的生活和学习管理不足，变得被动、依赖性增加，甚至颓废、畏缩不前、没有目标，这时就需要及时调整和求助了。

5. 胸闷、发热、咳嗽就一定是传染了病毒吗？

当你出现胸闷、心慌、发热、咳嗽时，你首先要问自己 5 个问题：①我近期去过疫区或周边地区吗？②我和病人接触过吗？③我接触过疫区（或者社区）来的人吗？④我的家人 / 朋友 / 社区 / 等有发病的吗？⑤针对我的不适，医学检查发现“毛病”了吗？

如果以上 5 个问题你都答“否”，这说明你的不舒服很有可能是心理问题引发的哦。

人在巨大的突发事件影响下，除了心理上的反应以外，还会有身体上的反应。身体上的反应各种各样，最常见的反应有心慌、气短、胸闷、呼吸急促、胃肠的不适、食欲下降或暴饮暴食、口干、尿频、尿急、疼痛等，全身上下都有可能出现不舒服。如果危机性事件持续存在，还会出现内分泌失调。

有的人听了一首歌，或打了一盘游戏，或跑了一圈，或睡了一觉，身体不适就消失了；也有的人经过医生的解释后，身体不适立马烟消云散。这种情况下，几乎可以肯定这些不适是由心理因素导致的。

所以，在重大疫情下出现的与疫情有关的躯体不舒服，并不一定是得了传染病。同时，这也提示我们，面对重大疫情，及时调整心态也很重要。

6. 自己被诊断为疑似病例时有哪些心理反应？

青少年具有开放、活泼、富有激情等特点，多数青少年的心理反应比较稳定。

心理学家在与一些患者访谈中，发现很多人在刚被诊断为疑似病例时，首先会有一种抓狂的失控感，感到迷茫、慌张、焦躁和忧郁等；随后又会出现侥幸心理，希望是被误诊，或害怕隔离和遭受歧视，出现回避、忽视等反应，不愿接受密切观察和公开就医，或盲目勇敢，拒绝防护。等待期的焦虑、心理矛盾加剧，整个人变得不能集中精力，坐立不安，失眠或经常从梦中惊醒等。一方面渴望关注和迫切需要治疗，反复想要做医学检查；另一方面又会逃避医生的检查和治疗，不愿遵从医嘱。由于极度紧张、心理冲突大，身心感到极度疲劳，容易产生生理上的不适感，如晕眩、呼吸困难、胃痛、无法放松等；或因病情不确定而感到烦躁不安，缺乏耐心，变得对家人或其他人要求苛刻，出现沉默寡言、盲目消毒等行为。

其实，个体被诊断为疑似病例时，出现忧郁和焦虑等情绪是个体在面对压力时正常的反应，适度的焦虑、恐慌有助于个体渡过危机，但过度的焦虑和恐慌情绪则会使人行为失当。

7. 被确诊感染新型冠状病毒时有哪些心理反应？

通过访谈一些被确诊感染新型冠状病毒者得知，在被确诊初期，大多数人会感到震惊和沮丧，继而会感到委屈、心慌、憋气、闷闷不乐、悲伤哭泣，出现强烈的耻辱感，并有绝望、悲观、愤怒和否认等情绪。

思维出现明显的偏执和绝对化、灾难化，难以听从别人的意见，变得敏感、好猜疑；对生病、对社会觉得不公平；控制不住反复回忆过去的一些行为。

记忆力下降，意识程度下降，注意不易集中和持久。

少数人还会缺乏自制力，出现打砸物品等冲动性行为，或压抑、冷漠。冷漠是一种对人、对事漠不关心的消极情绪。

身体不适方面有食不知味、夜不能寐、心跳加快、呼吸窘迫、出汗、肌肉紧张及发抖、肩背部疼痛等，并有极度不安、表达困难，甚至可出现濒死感。

8. 家人被隔离观察时会有哪些心理反应?

这里有一个小故事，你在会心一笑的同时可以得到什么启示呢?

一对兄弟，哥哥看事情很悲观，弟弟却是个乐天派。圣诞节快到了，父亲送给哥哥一架玩具飞机，可以做出各种动作，而只在弟弟的袜子里放了一些马粪。

圣诞节早上，一位叔叔来拜访。他问哥哥：“圣诞老人送什么礼物给你啦?”

哥哥答：“糟透了！一架飞机！它自己什么都会做，根本用不着我动手，一点意思都没有。不好玩！”

“那你呢?”叔叔问弟弟：“圣诞老人给你什么?”

“没有比这再好的了！”弟弟说：“他给了我一匹活生生的小马。只不过，真可惜，在我起床以前小马跑掉了！”

家人被隔离观察，在访谈中发现大多数人的心理反应表现为：慌乱，手足无措，坐立不安，犹豫不决，思维不清晰，决策困难，内疚自责，担心；一方面担心家人会被确诊感染患病，一方面也担心自己会被感染，还会担心家人担心自己而影响身体康复，会产生更多的内疚感，责备自己不能很好地保证家人的健康；焦躁不安，不敢出门，盲目消毒，开始反复查看疫情的进展，反复测量体温，反复洗手；出现心力交瘁、精疲力尽而觉得生气，对家人防护不力生气，也会对周围人缺乏耐心，感到不够安全。

9. 自己被隔离观察时会有哪些心理反应？

自己未能确诊而需要隔离观察时，通常心理压力更大，更紧张，害怕程度更高，感到心跳加快、口干舌燥，心神不宁，而且会莫名出汗，担心自己已经被感染了，表现为情绪低落，或对疾病的漠视等。

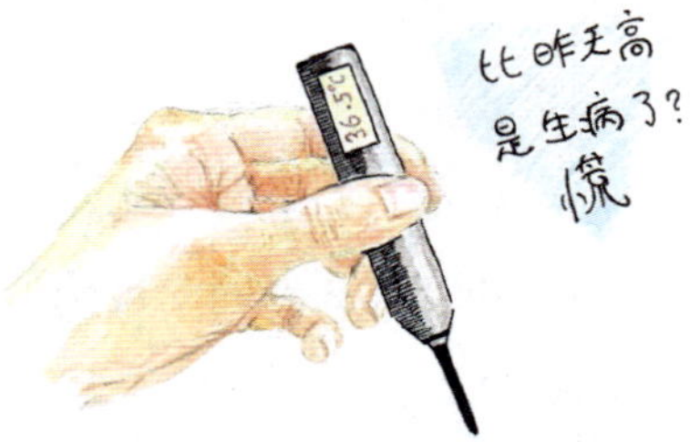

有些人会总是觉得身体出现头疼脑热，担心或“认为”自己已经出现了感染症状

由于心理压力大、食欲差，身体会出现身体乏力，肌肉容易紧张和发抖，晕眩，呼吸困难，头痛，胃痛，胸闷，入睡困难，睡眠浅、早醒、多梦且多为噩梦，睡眠不持久；体能下降，身心极度疲劳，无法放松等。

如出现可疑症状（如发热、咳嗽、咽痛、胸闷、呼吸困难、乏力、恶心呕吐、腹泻、结膜炎、肌肉酸痛等），人们会更加紧张、难受。

10. 家人或者朋友被确诊时会有哪些心理反应?

你可能会这么想:

为什么是他而不是我?

为什么我当初不……

为什么当初我会……

为什么那时候我不……

如果我曾做……就好了。

如果我不曾……就好了。

当你想着“如果……就好了”的时候,感觉真是糟透了。

当得知家人或者同学被确诊时,通常会为他们感到悲伤难过,内疚自责,还会有愁苦无助感,觉得自己本可以做得更好、做得更多,怀疑自己没做好、没尽力;觉得自己没有帮到家人和同学,进而怀疑自己的能力,产生无价值感、无能感和罪恶感,时间长一些会感觉心力交瘁、精疲力尽而生气、抱怨,甚至对疫情信息感到愤怒,对周围人、政府官员、媒体感到愤怒失望。

行为上则会出现回避近距离接触,担忧手被污染,过度洗手;对其他事情缺乏兴趣,无法开心起来,表情痛苦。

同时,可伴随睡眠问题,如噩梦,白天变得难以集中注意力和决策困难,甚至出现与他人交流不畅、情感迟钝、失去善恶的观念,对自己的经历感到麻木与困惑。

11. 如何判断自己心理反应是正常的还是异常的?

其实，我们每个人一生中都会经历各种各样的心理反应，我们在生活中面对重要事情或者面临危险处境时都会出现紧张焦虑、恐慌、不安，甚至伴有全身出汗、双手发抖；我们面对悲伤的事或者遭受挫败和打击时，都会出现抑郁、闷闷不乐、兴趣减退；我们被欺骗和伤害时，都会出现愤怒和不满。适度的焦虑、恐惧、抑郁、愤怒等，是人类适应社会、维持生存、体验生活所必不可少的天性。只有那些过度的情绪体验，才会妨碍我们应对危机，影响正常的生活和人际互动。那么如何判断我们的反应是不适宜的呢？通过以下几个方面，你就会快速判断出结果。

与平时比较：把目前处境下的心理反应与以往类似处境下的心理反应及其强度进行比较，如果是相似的，那么现在的反应就是正常的。

与周围的人比较：把当前处境下自己的心理反应与周围有类似经历人的心理反应及其强度进行比较，如果你的反应和他们的相似，那么现在的反应就是正常的。

严重程度：当有了和平时不一样的反应、和周围人不一样的反应时，你也不要害怕。还有一个重要的判断标准，就是你现在的心理反应是否影响了你的学习、生活和人际关系。如果回答“否”，那么，你的反应照样属于适应性反应，你的心理依然是健康的。

持续时间：心理学上认为，3 个月内能自我修复的心理不适都是正常的。如果你用 3 个月还没有抚平心理创伤，就要寻求专业人士的帮助了。有一点要知道的，不论时间是长是短，在任何时候出现了严重的恐惧、焦虑、忧郁、消极，请及时寻求专业帮助。

12. 我的心理反应超出正常时该怎么做?

你发现自己的心理反应已经超出了正常范围时，那么就需要从外界获得经验和技能来帮助恢复心理健康了。推荐你可以试用以下几个方式。

自助心理调适：自助是指自己没有能力搞定自己，从外界学一些专业技能和方法，学会后再解决自己的问题，不同于简单地自我应对。目前有很多自助心理调适方式和资源，如心理调适类书籍、减压游戏、自助式互联网心理治疗、自助式心理咨询 APP、手机版的正念和冥想训练等。

求助周围人：我们自己搞不定时，可以寻求身边的朋友和亲人的帮助和支持，咨询他们在类似的情景下有什么经验，让他们教给我们方法和技能。这是一种快捷、经济、实惠的求助方式。

求助专业人员：当上述方式均无法帮助自己摆脱心理困境，或者情况越来越不妙时，就需要寻求专业人员的帮助了，包括学校的心理老师、拨打专业的心理热线、到综合或专科医院求助心理医生等，他们都可以提供专业的心理服务（书后附有全国 24 小时专业心理热线和相关资源）。

你可以按照从第一到第三的顺序依次尝试来解决自己的心理困扰，也可以跳过第一和第二步，直接寻求专业人员的帮助。

13. 如何寻求周围人的帮助?

在同样的重大危机下，不同的人所产生的心理反应不同，应对的方式也各异：有些人选择积极应对，有些人选择逃避；有些人自怜自责，有些人迁怒他人。同样都是解决困境和问题，不同的人所用的方式也不一样。我们无法应对危机时，要学会向周围人求助。那么，我们需要从对方哪里得到什么帮助呢?

倾诉：找一个可以信赖的且能够理解自己的人倾诉，分享危机产生的心理感受和身体上的反应，从对方那里获得理解和认同。通过这种方式能减轻压力，摆脱情绪危机。可能对方没有说什么，但是通过倾诉，你自己的压力被释放了，问题可能也就解决了。

寻求指导：你身边总有一些人，他们总能“不管风吹浪打，胜似闲庭信步”。我们要和他们交朋友，在危难的时候，向他们讨教化解危机的技巧和方法，学习他们应对不良情绪的绝活儿，效仿他们解决困境的一招一式，从而获得经验和技能，为我所用。

寻求陪伴和鼓励：个体自身无法从心理困境中解脱开来时，会觉得很无助，感到绝望。同时，会因为自己与周围的人出现不一样的反应而产生孤独感。这个时候，他人的陪伴能减少这些负面的感受，适当的鼓励能激发他们的动力来积极应付压力和摆脱困境。

人生的很多不如意和沟沟坎坎，通过以上方式大多是可以解决的。

14. 周围人的心理反应超出正常时我该怎么做?

当好友或家人的心理反应超出正常范围时，身边的亲人和朋友是其恢复过程中最重要的支持力量，特别是当他们无法通过自身摆脱困境时。我们可以从以下几个方面提供帮助。

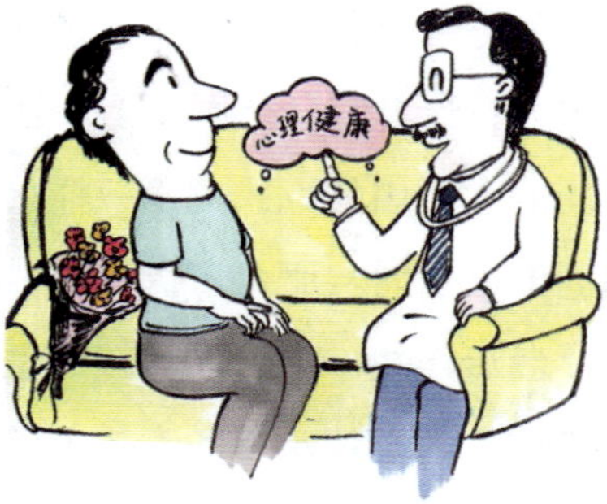

看似简单的一段对话，却可以让你感到内心的平静和压力的释放

倾听和共情：不管你是否懂得心理学知识，做一个好的倾听者，你就会是半个心理医生了。倾听朋友的痛苦、想法、感受，适时地表达你的关心和关注，接纳他在特殊情况下出现的异常心理反应，让其消除恐惧和无助感。

陪伴和支持：在对方孤独的时候能陪伴其左右给予肯定和支持，鼓励其积极面对和应付。

指导：当发现对方在应对问题上出现观念和态度上的偏差时，在适当的时机委婉提出并指导其做出调整和改变。

建议接受专业的帮助：当无法帮助对方应对异常心理反应

时，应该建议或者陪同其前往专业医疗机构寻求帮助。

15. 面对心理医生时我该如何做?

当你自己、亲朋好友、你的心理老师都无法解决你的心理不适时，就需要心理医生出场了。记得应到正规医疗机构才能找到合格的心理医生。

第一，先找到专业的心理医生。强烈推荐到正规医疗机构去找心理医生，他们大部分有医师资格和心理治疗师资格，接受过系统的培训；同时，执业地点固定，有专门的行业机构管理他们的职业行为，可靠可信，收费亲民。

第二，要相信心理医生。从事心理治疗的专业人员都能正确处理与来访者的关系，掌握如何与来访者进行有效的沟通并提供专业的指导。面对心理医生，我们首先应该放下戒备，坦诚相待，开诚布公。

第三，阐明问题。见心理医生前先提前梳理自己的问题，要讲清楚，在什么情况下你出现了哪些身体上的不适、情绪上的异常、行为上的改变，当事情发生时你是怎么想的。你把你所有的困惑和不适从这几个方面讲给心理医生听，医生就会快速了解你的主要困惑，能更准确地帮助你。阐明问题和倾诉本身就能舒缓你的心理不适。

第四，积极行动。很多人错误认为，心理医生可以代替你解决问题。其实，心理医生的主要任务是和你一起探讨，然后相互协商，帮你制订应对危机的行动计划。要想解决你的问题，关键的是你要积极行动起来，在实践中消除自己的心理不适和困惑。

要始终记得，你才是解决自己的问题的专家和主人，心理医生是一个陪伴者、指路人。所以，要想解决你的问题，关键在于你的“说”和“做”。

16. 有“读心术”能读出我的心理状态吗?

我睡得不香，吃得不甜，心不在焉，垂头丧气，总觉得哪里有点不对劲儿。有没有高科技的读心术，读一下我心里的“乱码”吗?

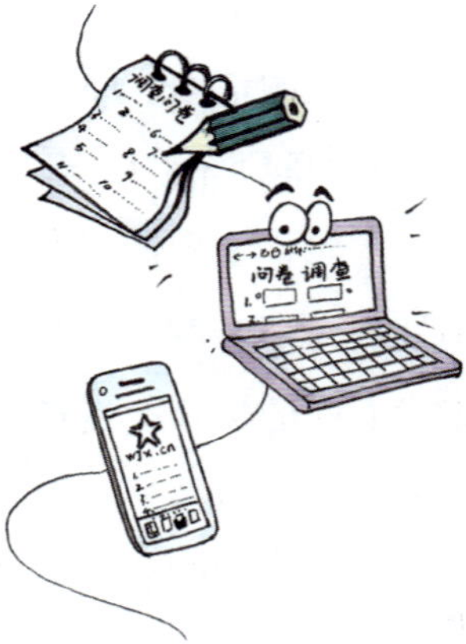

不论通过手机、网络还是在学校，都可以获取很多的心理测验、量表进行评估

如果你已经发现自己的身心变化超出了正常范围，给你点赞，你已经有自己的“读心大法”了。

我们心理学上的“读心术”讲的是专业的访谈、观察和心理测验。

这里我给大家介绍一下简单、易行、科学、客观、易掌握的“读心术”——心理测验，我们称为心理评估。我们通常用各色各样的心理量表来“读心”，窥探一个人的所思所想。

在网上我们能找到形形色色的专业心理测验题，由看似简单的几个、十几个问题组成，但它来历并不简单，都是经过多次严谨的科学研究、统计分析，被最终证实确实能担负“读心”重任后才被采用的。它们能比较准确地测量你目前的智商、情商高低，性格特征，心情好坏、行为模式、睡眠好坏、心理活动等。

现在，这些量表遍布互联网，唾手可得。你想当游戏玩一玩后，随便在网络上搜一下即可。想做专业测评，还是要用专业的评估量表。书后推荐了几款适合青少年心理状态评估的心理测验工具，详细列出了条目、评估标准、结果的解读。你可以去做做，了解一下目前的心理状态状况。

需要说明的是，评估的结果只能提示当下的状态，并不能代替医生的诊断，也不能仅凭一次评估就给自己心理状态下定论。自评结果超出正常范围时，一定要咨询专业人员哦。

（张迎黎　彭博　荆世群）

第二节　积极的行为应对

1. 如何照顾好自己的身体？

在重大疫情之下，我们的注意力容易被铺天盖地的负面消息吸引，陷入担忧恐慌，身心不安。因此，越是在危机时刻，越要照顾好自己。要做“三好学生”：吃好，睡好，心情好。同时也要记住三字诀：“宅”“戴”“洗”。

三好学生

吃好：讲究膳食平衡，“五谷为养，五果为助，五畜为益，五菜为充”。谷物（主食）是人们赖以生存的根本，主要营养成分是碳水化合物和植物蛋白质，脂肪含量低。水果、蔬菜和肉类食品是主食的辅助、补益和补充。各种新鲜水果含有丰富的维生素、食物纤维、微量元素及植物蛋白质。肉类食物含有丰富的氨基酸，蛋白质。各类蔬菜，富含胡萝卜素、维生素和膳食纤维等。膳食营养，饮食平衡，才能维持人体的健康。

睡好：睡眠是身体复原、大脑休整、信息整合、记忆巩固的重要环节，良好的睡眠可以提高我们的免疫力，增强抵抗外来病毒侵袭的能力，同时也能让我们更聪明。规律作息、健康睡眠，才能有健康的身体。

心情好：情绪能致病，也能治病，不良的情绪可以导致疾病、损害健康，而良好的情绪则是防病治病的一剂良药。在疫情之下，保持乐观的稳定情绪。因疫情待在家里，可以在网上与不能见面的家人、同学和朋友积极联系，相互倾诉；为承受巨大压力的朋友提供力所能及的情感支持，助人自助，自助助人。

三字真言

“宅”：疫情期间，尽量减少外出。每一次外出都给病毒传播增加了无数可能性，也将自己和家人置身危险境地。

“戴”：外出时正确佩戴口罩，可以有效防止呼吸道传播疾病。

“洗”：勤洗手。洗手可以阻断病毒通过口鼻传播。饭前饭后，触碰电梯按钮后，如厕后、打喷嚏或咳嗽后，接触泪液、鼻涕、痰液、唾液等分泌物和钱币等后，户外运动、作业、购物后，做完扫除工作后，触摸眼口鼻前，戴口罩前、除口罩后，回家后，都需要正确洗手。

2. 如何吃有益心理健康？

青少年期是身体发育的关键时期，吃得正确才能健康成长。你吃对了吗？

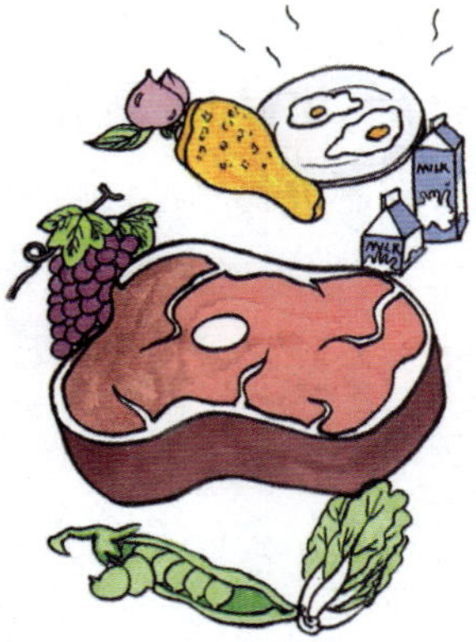

怎么吃才有“抗疫”效果？

近期，国际顶级医学期刊《柳叶刀》发布了对全球195个国家饮食因素的重磅研究，结果显示全球20%的死亡是摄入食物不健康所致。而在中国，饮食问题造成的癌症和心血管疾病死亡率均为世界人口前20名国家中的第1名。中国人饮食结构的主要问题是盐摄入量太高、杂粮和水果吃得太少 。

我国青少年普遍有吃零食、挑食等不良饮食习惯，有些人通过暴饮暴食来缓解压力和发泄情绪，还有些人不吃早餐，影响成长和发育，还影响学习能力和注意力。

如何通过优化我们的饮食来促进健康呢？

建议大家要注意以下 3 点：

首先，“盐”多必失，控盐限盐，减少钠的每日摄入量。每日摄入盐少于 6 g，最佳标准在 3 g 左右。建议大家尽量少吃腌菜、火腿肠等过咸的食物，多用蒸煮、少用爆炒、椒盐等方式进行烹调。在选购包装食品时，要留意营养标签，挑选低钠产品。味精、鸡精、酱油、腐乳等调味品以及话梅、薯片饼干等加工食品中的“隐藏”的钠，也是钠的重要来源。

其次，多吃水果。据称，仅 2017 年，全世界就有 200 万人因为水果没吃够而死亡。另外，《中国居民膳食指南（2019）》也推荐大家每天吃适量水果。如果担心长胖，可在餐前吃水果，利于控制进餐总量；而两餐之间吃水果既能补充水分，又能获取丰富营养。特别提醒大家，果汁不能替代水果，即便是纯果汁也要少喝。所以，虽然因为疫情宅在家里，大家还是要记得每天吃半斤水果哦。

第三，多吃全谷食物，用杂粮杂豆替代精米白面。每天 125 g 杂粮看似不多，但据称 2017 年全世界因为杂粮吃太少而死亡的也有约 300 万人。全谷物是指未经精细加工，或虽经碾磨、粉碎等处理的谷物。全谷物则含有更多膳食纤维、维生素、矿物质，能够降低肠癌、2 型糖尿病、心血管疾病的发病风险。

《中国居民膳食指南（2019）》还提醒大家，每天的膳食应包括谷薯类、蔬菜水果类、畜禽鱼蛋奶类、大豆坚果类等，平均每天摄入 12 种以上食物，每周 25 种以上。谷薯类：每天摄入谷类 250~400 g，薯类 50~100 g。蔬菜类：每天摄入 300~500 g。每天饮用液态奶 300 g。经常吃豆制品，适量吃坚果。每周吃鱼 280~525 g，畜禽肉 280~525 g，蛋类 280~350 g，平均每天摄入总量为 120~200 g。油：每天 25~30 g。糖：每天不超过 50 g。水：每天 1 500~1 700 mL。提倡饮用白开水。

青少年时期需要养成正确的饮食习惯，在这个特殊的阶段，营养均衡饮食平衡在很大程度上会影响青少年身体综合素质的发展。

3. 如何睡有益心身健康？

在当前新型冠状病毒肺炎防控的关键时期，很多人都选择了自我隔离，宅在家里。深居简出的宅居，如果作息不规律、总躺着刷手机，很容易出现睡眠问题。怎样才能健康宅居，安眠防疫呢？

（1）注重睡眠卫生：睡前数小时（一般下午 4 点以后）避免使用兴奋性物质（咖啡、浓茶或吸烟等）。

睡前不要饮酒，酒精可干扰睡眠。

每日进行规律的体育锻炼，运动时间以白天为宜，睡前 3 小时内应避免剧烈运动。

睡前不要大吃大喝或进食不易消化的食物。

睡前至少 1.5 小时内不做容易引起兴奋的脑力劳动或观看

容易引起兴奋的书籍和影视节目，睡前1小时内避免接触手机、游戏机、电脑、电视等带发光屏幕的电子设备。

睡前1.5~2小时进行热水浴，也有助于增加深睡眠。

卧室环境应安静、舒适，光线和温度适宜。

保持规律的作息时间，每天同一时刻上床睡眠，不管睡了多久第二天都同一时刻起床，维持正常的生物钟。

别把问题带到床上。烦恼会干扰入睡，并导致浅睡眠。晚上要早点解决自己的问题或制订第二天的计划。如果躺在床上仍感到控制不住地想东西，可采取记录“烦恼记事本”的方法：把头脑中的想法全部写在本子上，然后把本子合上、放在床头的抽屉里，告诉自己：“我的烦恼都已经写在记事本上了，现在我可以睡觉了。”这有助于减少烦恼、帮助入睡。

（2）刺激控制：床是用来睡觉的。要想躺下能安然好眠，必须在心理和身体上建立一个条件反射：床 = 睡觉。

如果你总是在床上躺着不睡觉，甚至在床上看电视、玩手机，久而久之，一个让你抓狂的条件反射就会形成：床 = 清醒，于是，失眠接踵而至。

恢复卧床作为诱导睡眠信号的功能，必须：①只有在有睡意时才上床。②如果卧床20分钟不能入睡，应起床离开卧室，可从事一些简单活动，等有睡意时再返回卧室睡觉；只要需要便重复该步骤。③不要在床上做与睡眠无关的活动，如进食、看电视及思考复杂问题等。④不管前晚睡眠时间有多长，保持规律的起床时间。⑤日间避免小睡。

（3）放松训练：紧张和焦虑是诱发失眠的常见因素。放松训练可以缓解焦虑和紧张，是治疗失眠最常用的非药物疗法。全天中任何感到紧张和不安的时候都可以进行。

有良好的睡眠才能有好身体。良好的睡眠可以消除疲劳、恢复体力，保护大脑有益于学习和记忆，促进生长发育，调节情绪，缓解压力。

初中生每天睡眠时间应在 9 个小时以上，高中生每天睡眠时间 8 个小时以上，你是否欠了睡眠债呢？

4. 如何玩有益心理健康？

积极的娱乐活动能使人心情愉悦、身体放松、心理稳定，并通过娱乐活动潜移默化，提高个人道德水平，塑造良好的道德人格。

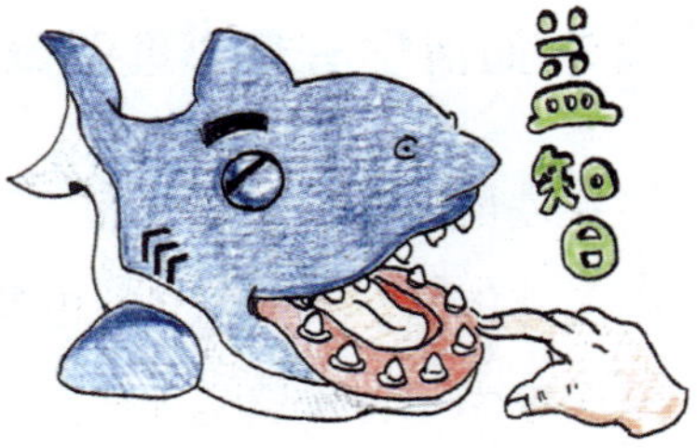

越玩越健康

歌唱和手舞足蹈能够宣泄情感，压力、烦闷、抑郁等负面情绪会随之减缓。“钟鼓道志，琴瑟乐心”，音乐作为娱乐活动的主要形式之一，能调节人的心性情感。“致乐以治心”，通过“乐”感化人的心灵，使人忘却烦恼，祛除欲望，净化内心；“乐行而伦清，耳目聪明，血气和平”，音乐可以净化心灵，从而使身体健康。娱乐是疲惫时恢复精力、压力下调节情绪的避风港，并不是逃避现实的安乐窝。娱乐活动可以减少负面情绪，恢复积极乐观的心态，进而面对挫折解决问题。因此，娱乐要适度而行，不可持续沉溺其中。

很多娱乐活动都可以培养心性。

垂钓、放风筝，能够培养耐性和细心；音乐、舞蹈、书画，可以陶冶情操，提高审美能力；足球、篮球、拔河等竞技娱乐，能够培养集体感，激发斗志；下棋等技巧性的娱乐活动，能够提高智力水平，磨炼意志。

手机是让人既爱又恨的现代化产物。美国儿科学会曾建议，青少年使用各种娱乐性电子设备时间应控制每天1~2小时以内。这一点，你达标了吗？

5. 如何学有益心理健康？

在疫情面前，学校延迟开学，初三和高三面临升学压力的学生尤其焦虑，家长和老师更是揪心。

居家学习：优点是环境舒适，空间大；自由支配时间；吃得好，睡得舒服，有利于学习；可以随时上网。缺点：环境乱，有家庭打扰；无人监督，容易学习松懈；不能严格按照上下课时间学习；遇到难题不能及时求教；没有周围学生的竞争。

居家学习对策：找个安静不受打扰的房间；按照课程表学习；远离游戏；制订学习计划并严格执行；在网上和同学约好共同学习，共同监督；和老师保持联系，寻求帮助；利于网络寻找学习资源，弥补自学的不足。

紧急状态下，各大网络提供远程平台，助力学生的在家学习，网络授课成为一种新的时尚。

网络授课优点：老师一对多，一个老师对着几百个甚至上千学生讲课；节省资源和时间；不用往返；可重复听不懂的课程；上课方式新颖。缺点：网络不稳定，听课效果大打折扣；在聊天室和同学聊天，注意力不集中；不能和老师及时互动；边听课边玩儿，没人监督；有的学生跑到其他班级听课。

对策：提前做好准备，每次课前都检查好网络、计算机、授课软件运行情况；把没有用的物品放到离桌子远的地方；听课时关闭聊天功能，专注听课；制定每次课的学习目标；学习自我管理。

“学而时习之，不亦说乎”。

宅家学习，是弯道超车的绝佳时机，大家加油啊！

6. 如何锻炼有益于心理健康？

青少年时期是身心发展的关键期，体育运动对促进青少年身心健康发展具有积极作用。体育运动可以促进身体健康，减少肥胖，降低心血管疾病风险；也可以促进心理健康，有助于减轻抑郁，缓解紧张情绪，维持轻松愉悦的心情，减少心理压力感。

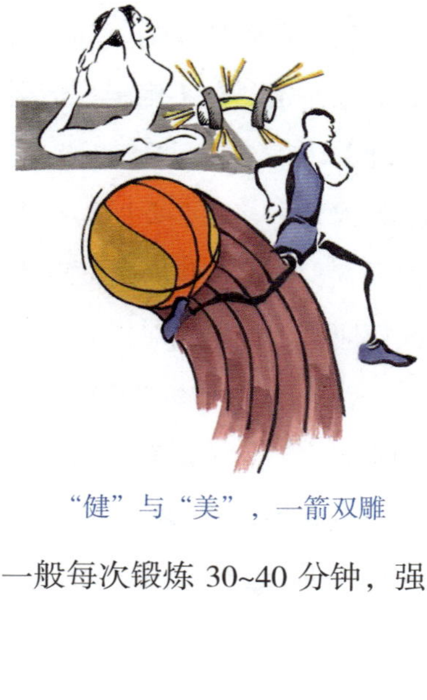

“健”与“美”，一箭双雕

建议进行规律的有氧运动，一般每次锻炼 30~40 分钟，强度以感觉心跳开始加快、微汗为宜，每周 3~5 次。有氧运动包括跑步、骑自行车、游泳、乒乓球、羽毛球等。当然，目前受到疫情影响，条件受限，大家可以不必拘泥于运动的形式和时间。不能外出，可以在家里进行器械锻炼，或做高抬腿、深蹲、箭步蹲、俯卧撑、卷腹运动等室内锻炼。条件允许的情况下，可以把餐桌改为为乒乓球桌，把客厅变成羽毛球场。

运动注意事项：根据自身条件，选择适宜运动；根据选择的运动项目，选择相应的衣物和鞋子以及必要护具；选择适宜的场所和环境；运动前要做好准备活动，运动后做整理运动；饭后 1 小时不要剧烈运动。

吃、动平衡，身心康健，才能在疫情期间保持健康。

7. 如何正确对待疫情信息？

疫情可能持续的时间，通常需视疾病的传染性和防控工作的进展而定。在不确定疫情会持续多久的情况下，建议青少年合理关注疫情。不要时时关注，将大部分时间安排学习、运动、家务或娱乐，在必要的防护下，规律丰富的居家学习生活才能使得青少年更有信心地面对未知的风险。面对海量的疫情信息，我们应该怎样正确对待呢？

首先建议大家“不信谣，不传谣；心平静，不害怕。”保持客观冷静，定期查看权威官方的有关进展报告，不要被网络上的不实传言所影响；保持平和的心态，关注当下。把重心放在这一天、这一周、这一个月，调整好作息时间，把每一天过好，是我们自己可以掌控做到的。

病毒还在肆虐，生命还有危险，我们相信在党和政府的领导下，在全国人民的努力下，山河无恙指日可待！

8. 如何正确洗手？

正确洗手是预防腹泻和呼吸道感染的最有效措施之一，步骤如下。

在流水下，淋湿双手，取适量洗手液或肥皂均匀涂抹至手掌、手背、手指和指缝，认真揉搓双手至少 15 秒。

第一步：双手手心相对，手指并拢，相互搓洗。

第二步：手心对手背，双手交叉相叠，沿指缝搓洗，左右手交替进行。

第三步：手心对手心，十指交叉，搓洗手指缝。

第四步：弯曲手指，指关节在另一手心旋转揉搓，左右手交替进行。

第五步：右手握住左手大拇指旋转揉搓，交替进行。

第六步：五个手指尖并拢放在另一手心旋转揉搓，交替进行。

必要时增加对手腕的清洗。冲洗干净，用一次性纸巾或已消毒的毛巾擦干双手。

同学们，正确洗手会更健康哟！

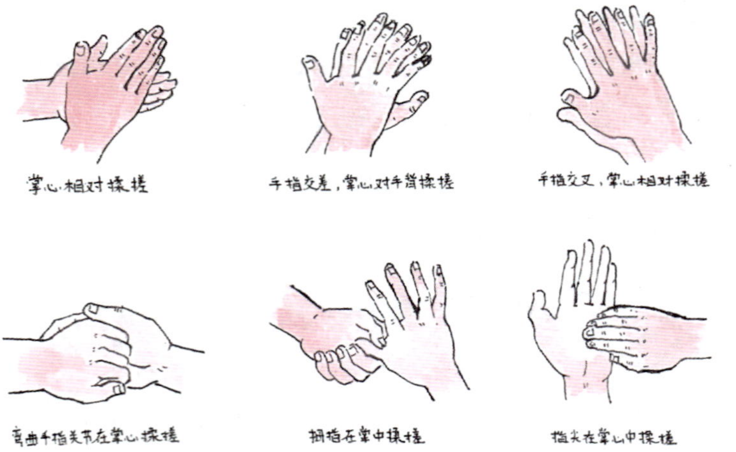

六步洗手法

9. 如何正确戴口罩？

口罩是预防呼吸道传染病的重要防线，可以降低新型冠状病毒感染的风险。口罩不仅可以防止病人喷射飞沫，降低飞沫量和喷射速度，还可以阻挡含病毒的飞沫核，防止佩戴者吸入。

（1）什么时候戴？在非疫区空旷且通风场所无须佩戴口罩，进入人员密集或密闭公共场所需要佩戴口罩；在疫情高发地区空旷且通风场所建议佩戴一次性使用医用口罩，进入人员密集或密闭公共场所佩戴医用外科口罩或颗粒物防护口罩；有疑似症状到医院就诊时，需佩戴不带呼气阀的颗粒物防护口罩或医用防护口罩；有呼吸道基础疾病患者需在医生指导下使用防护口罩。棉纱口罩、海绵口罩、活性炭口罩、带呼吸阀的口罩，不推荐使用。

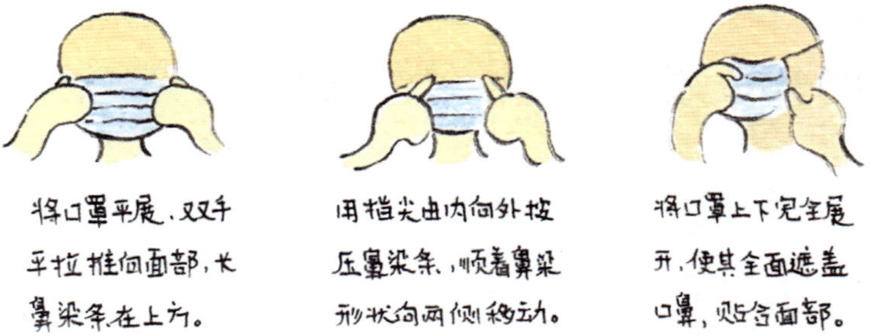

如何正确佩戴口罩

（2）戴什么口罩？推荐公众在非人员密集的公共场所使用一次性使用医用口罩。医用外科口罩防护效果优于一次性使用医用口罩。KN95/N95 效果优于医用外科口罩、一次性使用医用口罩。

（3）怎么戴？ 拿到口罩时应首先查看口罩包装上的标识，检查口罩外观是否清洁完好；佩戴口罩前洗净双手，避免碰触口罩内表面。普通医用口罩、医用外科口罩佩戴方法如下：鼻夹金属条侧朝上，深色面朝外；拉开褶皱，将口罩罩住口、鼻及下巴；口罩上方带系于头顶中部，下方带系于颈后；双手指尖沿鼻夹金属条，由中间向两侧慢慢按压贴紧鼻梁，检查口罩边缘是否与面部贴合。

（4）使用后的口罩怎样处理？健康人群佩戴过的口罩，没有传播新型冠状病毒的风险，一般在口罩变形、弄湿或弄脏导致防护性能降低时更换。健康人群使用后的口罩，按照生活垃圾分类的要求处理即可。疑似病例或确诊患者佩戴的口罩，不可随意丢弃，应视为医疗废弃物，严格按照医疗废弃物有关流程处理。医用口罩一般为限次使用或一次性使用，连续使用时间不超 4 小时，定期更换，避免重复使用；如遇污染破损或潮湿必须立即更换。

外出切记戴口罩，待雾霾散尽，口罩下的你依旧是盛世美颜！

10. 如何正确给家里消毒？

环境及物品以清洁为主，预防性消毒为辅，应避免过度消毒，受到污染时随时进行清洁消毒。

消毒剂怎么配置？

有效氯浓度 500 mg/L 的含氯消毒剂配制方法：84 消毒液（有效氯含量 5%），按消毒液：水为 1 ∶ 100 比例稀释；消毒粉（有效氯含量 12%~13%，20 g/ 包），1 包消毒粉加水 4.8 L；含氯泡腾片（有效氯含量 480~580 mg/ 片）：1 片溶于 1 L 水。75% 乙醇消毒液可直接使用。

怎么消毒？

物体表面：对台面、门把手、电话机、开关、热水壶把手、洗手盆、坐便器、电梯按键等经常接触的物体表面，可使用含氯消毒剂擦拭，作用 30 分钟，再用清水擦净。

地面：可使用含氯消毒剂用拖布湿式拖拭，作用 30 分钟，再用清水洗净。

外出回来后，手机和钥匙使用消毒湿巾或 75% 酒精擦拭。房间每日通风 3 次，每次 20~30 分钟，通风时注意保暖。

咳嗽、吐痰或打喷嚏用过的纸巾、口罩等扔到专用垃圾桶，每天清理，必要时（如隔离观察）在清理前用 500~1 000 mg/L 的含氯消毒剂喷洒至完全湿润，再扎紧塑料袋口。

碗筷、水杯等餐具定期放在专用的锅里煮沸 15 分钟以上。

疫情持续期间，停用所有中央空调系统。非中央空调应定期清洗，加强开窗通风换气。

温馨提示：含氯消毒剂有皮肤黏膜刺激性，配置和使用时建议佩戴口罩和手套，儿童请勿触碰。乙醇消毒液使用应远离火源。

11. 如何做好居家隔离防护？

居家防护要注意：①增强卫生健康意识，适量运动、保障睡眠、不熬夜，可提高自身免疫力。②保持良好的个人卫生习惯，咳嗽或打喷嚏时用纸巾掩住口鼻，经常彻底洗手，不用脏手触摸眼睛和口鼻。③居室多通风换气并保持整洁卫生。④尽可能避免与有发热、咳嗽或打喷嚏等呼吸道症状者密切接触，避免多人聚会。⑤外出回到家中先摘掉口罩，换下外套，洗手消毒。⑥坚持安全的饮食习惯，食用肉类和蛋类要煮熟、煮透。⑦密切关注发热、咳嗽等症状，出现此类症状一定要及时就近就医；家人出现可疑症状，则自己要戴好口罩，与其保持一定的距离（1 米以上）。建议对方戴好口罩，到就近的定点救治医院发热门诊接受治疗。

远离病毒，健康宅居。闲云封户，可以诗，可以画画，可以学习，不亦乐乎？

12. 如何做好外出防护？

①外出时务必正确佩戴口罩，避免触摸眼、鼻、口。尽量不乘坐公共交通工具，建议步行、骑行或乘坐私家车；如不得不乘坐公共交通工具，务必全程佩戴口罩，并避免触摸车上物品。②避免到人多拥挤和空间密闭的场所，如商场、公交车、地铁、飞机等，如必须去，务必正确佩戴口罩。③避免在未加防护的情况下与农场牲畜或野生动物接触，接触动物和动物产品后，用肥皂或洗手液清洗双手。④咳嗽、打喷嚏时，用纸巾、衣袖或屈肘将口鼻完全遮住，用过的纸巾立刻扔进封闭式垃圾箱内；咳嗽、打喷嚏后，用肥皂和清水或含酒精洗手液清洗双手。

如果接触者出现症状，要提前选择有发热门诊的定点医院，呼叫救护车或者使用私人车辆运送病人，前往医院的路上以及就医过程中务必佩戴口罩，时刻保持呼吸道卫生和双手清洁。在路上和医院站着或坐着时，尽可能远离其他人（至少 1 米）。就医时，应如实详细讲述患病情况和就医过程，尤其是应告知医生近期是否有武汉旅行或居住史、肺炎患者或疑似患者的接触史、野生动物接触史等 。

户外有风险，外出须谨慎！

（梁炜　冯飞　张迎黎）

第三节　心理调适技术

1. 如何避免出现过度情绪反应?

人们面对危机时往往比平常更容易出现情绪波动，如紧张、焦虑、哭泣、发脾气、自责、忧伤等，以下几种方法有助于减少情绪困扰。

（1）积极治疗躯体疾病：生病会降低你对负面情绪的抵抗力；而你越健康，你就越能控制自己的情绪。所以如果我们有身体的疾病，应该积极求医，减少其对情绪的影响。

（2）限制电子产品的使用时间：研究表明，长时间使用电子产品能导致个体容易出现情绪波动，减少手机、电脑等电子产品的使用，能帮助你更好地控制自己的情绪。

（3）均衡饮食：尽量吃能让你感觉好的食物（而不仅仅是好吃），并且控制好量，不要吃得太多或太少。暴饮暴食和过度节食都会使你陷入情绪困境。什么时候吃、多久吃一次以及日常的饮食习惯是非常重要的。请远离那些会让你过度情绪化的食物。

（4）远离影响情绪的物质：香烟、咖啡、酒精和毒品均能降低人们对负面情绪的抵抗力，远离它们!

（5）规律睡眠：保证自己有充足的睡眠，不要睡得太多或太少，青少年每天一般在 7~9 小时之间就足够了。做到日出而作，日落而息，不熬夜，不做夜猫子。

（6）参加体育锻炼：坚持跑步、打球、搏击等有氧运动，能减轻抑郁等不良情绪。坚持每周 3 次以上的规律运动，能增强我们掌握生活的能力。如果因各种危机事件，如地震、洪水、传染病等限制无法户外运动，那么可以尝试在户内进行简易可操作的运动。

2. 出现不良情绪反应时如何处理？

当我们出现不良情绪反应时，以下几种方式能帮助我们有效应对：

觉察和识别情绪：这是需要学习的一种技能。很多人经常吃后悔药，等发了一通脾气后，才意识到自己失控了，无比后悔。要学会觉察，觉察当时情绪状态下身体的感觉、内在的想法，以帮助自己更清晰地辨别自己的情绪。辨认当下的情绪本身就可以降低其强度，同时也可以帮助我们更好地了解当下的处境，为进一步应对建立基础。一个好的练习觉察和识别情绪的方法是正念训练。

接纳情绪：当我们意识到自身出现情绪危机时，接纳它是自我调整非常重要的一步，回避不良情绪不利于后续的情绪管理。

核对事实：当不良情绪出现后，及时评估你之前是否准确地描述引发你情绪反应的情景：你是否掌握了所有的信息？你是否歪曲了什么事实？是否忽略了其他的可能性？我是否在把某个信息当成了一种威胁？这种威胁是真实的吗？通过上述一系列的提问，可以帮助你更清楚地重现情绪反应时的情景，从而分析你的情绪反应是否符合事实。

纠正歪曲的认知：如果你的情绪与事实不相符，那么试着找出你对待事物的态度和观点出现问题的地方，然后尝试换一种思考方式和角度来看待。

积极应对：如果你的目前的情绪与事实相符，那就可以尝试运用以下方式应对：

（1）用正性情绪替代：通过一些活动（如听音乐或看自己感兴趣的电影）产生正性情绪体验，可以让你从当下感受到的强烈情绪中抽离出来。

（2）通过行动改变情绪：参加与当前情绪无关或相反的活动，可以帮助你分散注意力，并且让你的短期记忆充满与当前情绪危机无关的想法、图像和感觉。参加活动可以让你有事可做，避免让你的大脑陷入沉思或冲动等。

（3）改善当下：可以通过呼吸放松和冥想让自己摆脱情绪的困扰。

3. 脑子乱想，快要疯掉了怎么办?

重点危机事件出现后，每个人对此的态度和观点都不同。有些人能正确理性地面对，但有些人则会产生灾难化的负性认知，认为自己应该是被病毒感染了，认定自己身患重疾，生命危在旦夕，无法救治，惶惶不可终日。还有人会对生活中其他的事情过于紧张，如担心坐公交时到处都是病毒，认为空气中也散播着病毒，为此不出门，不开窗户。这些歪曲的认知所带来的情绪体验必定是绝望的、恐慌的，所导致的行为必定是不合理的、不健康的。那么如何克服脑子里这些不好的念头呢？

接纳：一旦脑子里出现了这些不好的念头，不要急于与之对抗，越是对抗这种念头就会越强烈；还不如接纳它，学着与它和平共处。

理性评估：理性评估被病毒感染的风险，通过官方和专业渠道了解关于病毒及疫情的相关知识，综合分析和判断病毒的传染性和感染后的严重性，改变对疫情的歪曲认知。同时不要轻信网络上对疫情和病毒的非官方、非专业的观点和建议，避免受此类信息的影响，做到不信谣、不传谣。

鼓励：告诉自己外面有很多专业人士正在奋力抗击病毒，同时要相信健康个体都有强大的免疫系统，多数能抵抗病毒侵袭。

正念训练：当脑子里出现这些不好的念头时，我们避免对此进行进一步的分析和评判，让它自然地从脑子里出现，然后自然从脑子里消失。

转移注意力：可以在家做一些自己感兴趣或者容易成功的事情，如看网络电影、电视剧、小说，听音乐，做一些简单的手工活等。

分享：可以与家人沟通，通过网络和电话与朋友交流，分享你的这些念头，让他们帮助自己辨识这些念头，打消疑虑。

4. 如何做到肌肉放松?

在我们紧张时，身体的肌肉会不由自主地绷紧，甚至还会有心慌、出汗。这种肌肉紧张如果不缓解，不仅会使肌肉酸痛、身体不适，还会导致精神紧张持续或加重。那么，如何使肌肉放松下来呢?

做肌肉放松前我们先做好准备工作。找到一个舒服的姿势，你可以靠在沙发上或躺在床上，也可以其他地方，只要你觉得舒服、安全，环境安静、柔和即可。闭上眼睛。

放松前热身运动，先感受肌肉紧张。心中留存一个大概的放松顺序：手臂——头——躯干——腿。

手臂：伸出右手，握紧拳，紧张右前臂；伸出左手，握紧拳，紧张左前臂；双臂伸直，两手同时握紧拳，紧张手和臂部。

头部：皱起前额部肌肉，似老人一样；皱起眉头；皱起脸颊（可咬紧牙关，使嘴角尽量向两边咧，鼓起两腮，似在极痛苦状态下使劲一样）。

躯干：耸起双肩，紧张肩部肌肉；挺起胸部，紧张胸部肌肉；拱起背部，紧张背部肌肉；屏住呼吸，紧张腹部肌肉。

腿：伸出右腿，右脚向前用力像在蹬一堵墙，紧张右腿；伸出左腿，左脚向前用力像在蹬一堵墙，紧张左腿。

学会或感受了肌肉紧张，下面才能更容易体验什么是放松，学会如何保持这种感觉。开始放松训练。

“请用力弯曲你的前臂，与我的拉力形成对抗；请用力回收你的前臂，同时体验肌肉紧张的感受。”（大约持续 10 秒）

“好，请你放松，不再用力。尽量放松，体验感受上的差异。”（停顿 5 秒）

“这就是肌肉紧张与放松的基本用意。下面我将让你逐个使身上的主要肌肉群紧张和放松。从放松双手开始，然后是双臂、脚、下肢，最后是头部和躯干。”（停一下）

“现在我请你跟我做”

第一步：“深深吸进一口气，保持一会，保持一会。”（大约 10 秒）“好，请慢慢把气呼出来，慢慢把气呼出来。”（停一会）

“现在我们再来做一次。请你深深吸进一口气，保持一会，保持一会。”（大约 10 秒）

“好，请慢慢把气呼出来，慢慢把气呼出来。”（停一会）

第二步：“现在，伸出你的前臂，握紧拳头，用力握紧，注意你手上的紧张感觉。”（大约 10 秒）

“好，现在请放松，彻底放松你的双手，体验放松后的感觉。你可能感到沉重、轻松或者温暖，这些都是放松的标志，请你注意这些感受。”（停一会）

“我们再来做一次。”（同上）

第三步：“现在，弯曲你的双臂，用力弯曲绷紧双臂的肌肉，保持一会，感受双臂肌肉的紧张。”（大约 10 秒）

“好，放松，彻底地放松你的双臂，体会放松后的感觉，注意这些感觉。”（停一会）

“我们现在再做一次。”（同上）

结束放松：“这就是整个肌肉放松过程。现在，感受你身上的肌肉群，从下向上，使每一组肌肉群都处于放松状态。（慢）你的脚趾，你的脚，你的小腿，你的大腿，你的臀部，你的腰部，你的胸部，你的双手，你的双臂，你的脖子，你的下巴，你的眼睛，最后，你的额头，全部处于放松状态。”（大约 10 秒）

“请注意放松时的温暖、愉快的感觉，并将这种感觉尽量保持到一两分钟。然后，我将从 1 数到 5，当我数到 5 时，你睁开眼睛，会感到平静、安详、精神焕发。”（停一两分钟）

“好，我马上开始数数。1，感到平静；2，感到非常的平静；3，感到精神焕发；4，感到非常的精神焕发；5，请睁开眼睛。”

放松指示语注意要逐渐变慢，但也不能太慢，指令要与呼吸协调一致。每部分肌肉由紧张到放松的过程都要有一定的时间间隔，以便更好地体验紧张和放松。总的来说，放松就是让各部分肌肉进行“紧张—保持紧张—解除紧张—松弛”的过程。

5. 如何做到想象放松？

想象放松是一种精神放松，主要通过指导语的暗示，唤起对宁静、轻松、舒适情景的想象和体验，此增彼消，来减轻困境引起的紧张和焦虑。通过控制唤醒水平，引发注意集中的状态，增强内心的愉悦感和自信心。

做想象放松前，需要一个安静、柔和、不被打扰的环境，也可以舒服地躺着。将注意力调整，集中在自我暗示语上；放空思想，尽情想象一个具有感情色彩的清晰、逼真画面；与此同时，还要体察身体肌肉紧张程度，清晰感知它由从极度紧张到极度放松；尽量进行腹式呼吸，深沉而缓慢。

好了，正式开始。现在请你躺好，轻轻闭上你的眼睛，随着这优美的音乐，让心情慢慢平复，让你的身体慢慢地全面放松下来……放松……现在你已经完全放松了，你内心平静自然，心无杂念。此时此刻，你的心灵慢慢升起，离开你的躯体，想象自己静静地躺在海滩上，周围没有其他人，蓝天白云，湛蓝的大海，岸边是高大的椰树，身下是绵绵的细沙，阳光温柔地照在身上。我感到无比舒畅，微风轻轻地拂过我的脸颊，阳光照的我全身暖洋洋的；我感到一股暖流顺着我的头部，流进我的右肩，让我感到温暖、沉重，我的呼吸变得越来越慢，越来越深；这股暖流又流进我的右臂，流进我的右手，整个右手也感到温暖、沉重；这股暖流又流回我的右臂，流进脖子，脖子也感到温暖、沉重，我的呼吸变得更加缓慢深沉；这股暖流又流进……（想象这股暖流流入身体的各个部位）

6. 正念是什么?

正念即正确的理念？错了！“正念”这个概念起源于古老的南传佛教，但在心理学领域已经将正念和宗教分开了。正念先驱卡巴金（Jon Kabat-Zinn）将“正念”定义为：一种有目的、有意识的关注，觉察当下发生的一切，并且对当下的一切体验不作任何评判。

通俗来说，正念就是“感受阳光照射在你的皮肤上，感受咸咸的泪水顺着你的脸颊滚落，感受身体中涌动着的挫折感。”正念是当喜悦和痛苦发生时去体验它们，而不必对此做些什么，也不必对此产生任何直接的反应或看法。正念是指导你在每一个时刻友好地觉察此时此刻。用一句流行语概括：“正念就是活在当下每一分钟！”

让我们以“吃”为例子来进一步探讨正念。假如我问你：“你中午吃了哪些菜，是什么味道？”你能清楚地回答吗？绝大部分人不能！为什么？因为大部分人吃饭的时候在讲话、看电视、玩手机或者思考问题。若在吃饭时保持正念，你将会把注意力放在吃饭这个当下的行为上，主动感知吃的过程，留意不同饭菜的色香味、咀嚼的动作以及我们的反应。我们可能在吃饭的

时候会走神，当你注意到自己走神了，就温柔地把注意力带回吃的过程。若没有保持正念，表面上我们知道自己正在做什么，但也许你的大脑已经“开小差”了。

7. 什么是正念冥想？

正念可以经由正念冥想练习来获得。正念冥想是正念的练习技术，是以最简单的形式将正念付诸实践。正念冥想包括正念呼吸、身体扫描、声音冥想、正念伸展等。此外，还有形式灵活的非正式冥想，如正念洗碗、正念刷牙、正念吃饭等，可以应用于日常生活的很多领域。在冥想时，完全停止对当下经验的阻抗，而只是去觉察自己正在体验的念头、感受、身体感觉和头脑中的意象，发觉走神时再温柔地回到当下，用仁慈和关爱对待自己、他人及自己正在经历的体验。

8. 正念能帮助我抗疫吗？

正念通过培养客观、开放、接纳的态度，可以减少消极情绪，提高幸福感。神经科学研究证明，正念训练与大脑前额皮质、脑岛、海马体、杏仁核和扣带回

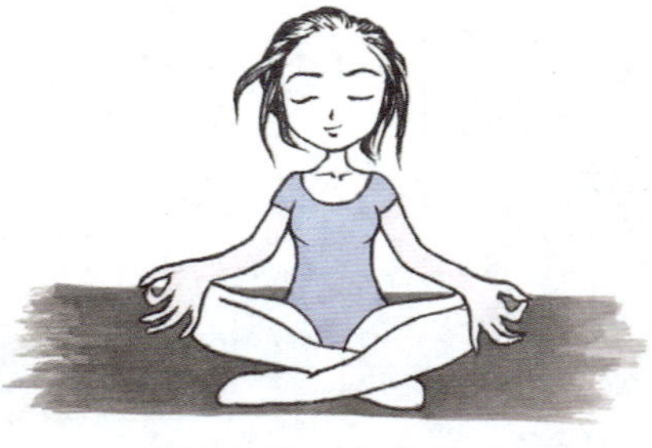
凝神聚气，体会当下

的激活有关。正念冥想对我们的应激系统、免疫系统等也有相应的影响。所以正念除了可以减轻精神压力、缓解不良情绪，还可提高机体免疫力。此次“新冠肺炎”人群普遍易感，而提高个体自身的免疫力并同时做好防护，是我们每个人都可以做到的事情。

9. 正念对减轻焦虑、恐惧有用吗?

焦虑、恐惧是人面临危险和压力状态下出现的情绪反应。适度的焦虑无伤大雅。过度的焦虑甚至恐惧，会影响身心健康，还会导致心慌、胸闷、出汗、颤抖等。

正念指导我们活在当下，走路的时候注意力在走路，洗脸的时候注意力在洗脸，躺着的时候注意力在躺着……认识到想法仅仅是想法，想法不代表事实，有助于人们消除疫情下的各种不良情绪。你可以在接下来的几天里试一试，无论什么时候出现焦虑、恐惧，你带着好奇心去观察它，觉察焦虑、恐惧的全部体验过程——念头、身体感觉、情绪、行为冲动等，而不陷入其中。学习一种和焦虑、恐惧相处的新模式，并尝试接纳它。

当你这样做时，你的担忧会自动熄灭，有助于减轻焦虑者的负性情绪，并促进积极情绪的产生。

10. 用正念来防止网络成瘾行为靠谱吗?

当你响应国家号召，隔离在家里时，你是否会合理安排你的时间呢？有没有沉迷于网络游戏、抖音或者社交媒体，一会不看网络则感到不自在？呵呵，你有可能宅出“网瘾”了。

正念也有助于防止网瘾，首先，正念练习可以使自己对自己的行为处于一种觉察的状态，而不是总跟着习惯的“自动导航”。同时，神经科学研究证明，成瘾行为是以前大脑额叶为中心的反思系统控制能力下降、以纹状体为中心的冲动系统功能亢进导致的，而正念冥想练习可以使大脑前额叶活动增加，降低纹状体的激活水平，也就是说正念冥想导致大脑的改变与成瘾行为导致的大脑改变正好是相反的。有研究发现，经正念训练后，网络游戏成瘾儿童的自控水平显著提高，对网络的依赖性降低。当然，正念冥想导致大脑改变需要持之以恒的练习，没有捷径。

11. 怎样进行正念训练？

虽然现在你知道了什么是正念，但正念不会自然发生，正念冥想就像拉小提琴一样，需要反复练习和深入思考。练习正念冥想最好准备一张瑜伽垫，初学者跟着正念冥想音频练习，还有很多网络资源（如喜马拉雅免费电台有正念冥想音频）、专业 APP（5P 医学 APP，睿心 APP，Now 冥想 APP）可供使用。非正式正念冥想可以融入每天生活的点点滴滴中，从睡醒的那一刻就可以开始练习，不带评判地觉察你的每个行为。（书后附有正念资源，一起来看看吧！）

（向慧　彭博　申丽娟　禹婷婷）

第三章　亲子相处篇

新型冠状病毒在窗外肆虐，昔日车水马龙的街头悄无声息，昔日因忙碌而略显冷清的家在这个特殊的寒假里却异常热闹和欢快。我们在享受这欢乐时光的同时，却又面临着与家人的一场心理较量，如何相看两不厌成了这场较量中的首要任务。在这场较量中，你可能会遇到很多问题，下面的内容将会为你提供一个亲子相处指南，或许能为你提供一些参考。

第一节　亲子沟通和亲子互动

1. 疫情久久不离开，情绪一波一波地来！

微信群里几位妈妈在热烈地讨论孩子的事情，看到很多谈及孩子的感慨信息，其中一条信息说道："刚放寒假时，得知我女儿学校 2 月 3 号开学，我蛮开心的，想着每天做饭吼着监督她学习的日子会很快熬过去，等她上学后还能过半个月的神仙日子，心里窃喜。谁知人算不如天算，没想到这突发的黑天鹅事件打破了这美梦。”

类似这样的信息还很多，多数母亲说孩子放假回来前两天还好，再过几天就不行了，会出现各种各样的矛盾，甚至还会吵架，令人头痛不已。

亲子关系是人来到世界上的第一个人际关系。

当遭遇重大公共卫生事件下，大家都“猫”在家里，亲子相处时间拉长，空间却缩小，矛盾在有限的空间、密集的时间内集中爆发，双方矛盾逐渐升级。

应对策略：

（1）制订一个计划。双方都安排好每天要做的事情，钻研一件事情，如看书、听音乐、写字、学习一项新技能等，并且享受这个过程，找到一种支持；

（2）一家人一起做家务和聊天；

（3）排演心理剧

步骤一：家庭成员齐聚在一起开个小的讨论会，请大家都回忆各自生活中最难过和最开心的一次经历，并讲述给家人听，请一位家庭成员做记录，然后从记录中选择最典型的例子（难过和开心的经历各一次），根据这些例子改编成一幕小话剧。

步骤二：根据改编成的话剧在家庭成员中“招聘”演员。其角色安排如下：

主角：扮演“难过”与“开心”剧中的主角（由不同的家人来扮演）。

配角：其他家人扮演剧中别的角色。

扮演要求：尽量真实。

信息反馈：扮演结束后，分别提意见，商讨改进建议。

角色替换：扮演“难过”剧和“开心”剧的两个主角互换角色，进行第二次表演，体验难过和开心的不同感受。其他人也相应调换角色。

结束讨论：讨论各自对剧中角色的看法以及感受。

2. 宅家摩擦频发生，亲子冲突有原因！

由于此次疫情的特殊性，家长和孩子都不能外出，整天只能待在家里，亲子之间相处时间增多，摩擦和冲突也随之增加。对初、高中生来说，本身处在特殊的心理成长阶段，与父母间的冲突就更为明显。产生冲突的主要原因可分为以下几个：

（1）心理不平衡：有的家庭生物钟紊乱，作息时间不规律，有的父母甚至整日刷抖音；这时候他们对孩子又要求诸多，孩子的心里不舒服、不平衡，就会产生冲突。

（2）表达方式不对：虽然知道父母是对孩子好，知道他们这么做是爱孩子的表现，但是如果表达方式不对，孩子会很难接受，也容易发生冲突。

（3）过度关注：特殊时期，整日朝夕相处，父母过剩的精力只能放在孩子身上，监督孩子生活、学习等。关注的事情越来越具体，越来越细致，父母从中挑的问题就多，矛盾冲突就越多。

3. 这样说情绪，家长更愿听！

情景：天天这段时间和爸妈朝夕相处，爸妈时刻监督着他的学习，对他诸多要求。天天感觉很不自由，又不敢反抗父母，只能将情绪憋在心里。情绪憋久了天天心里很不舒服。

假期里和父母相处短暂的“蜜月期”过后，就是该面对父母的疾风骤雨般的“坏”脾气的时候了。你有没有遇到上面的情况呢？遇到这种情况你又是如何解决的呢？是选择摔门进房间、闭门不出的古老方式，还是选择冷静地向他们表达你的情绪呢？也许你会说，说了他们也不会听呀。不妨学习一下以下的几种交流技巧，或许这样说出来，他们会愿意听呢！

首先，请先用情绪词汇将我们的感受清晰地描述出来。如果自己都不知道有什么样的情绪和感受，怎么能希望他人能懂呢？以下两种方式可以培养我们情绪识别力。

第一：充实情绪词汇，尝试用不同的词汇描述同一种心情。

表 1　情绪词汇表

害怕，担心，不安，可怕，无助，恐怖，防卫，有压力，多疑，脆弱，软弱，满意，高兴，喜悦，愉快，快乐，快活，兴高采烈，神清气爽，兴奋，得意，焦虑，焦急，匆忙，不耐烦，急躁，紧张，不悦，勃然大怒，暴躁，生气

第二：绘制一张情绪日历表，记录每天不同时段会出现什么样的情绪。

表 2 情绪日历表

时间	什么事	什么情绪（用相似的词汇来描述）	当时有什么样的反应	如果再来一次可以怎么做
上午	家长每天监督我写作业，没有自由	生气、憋屈	愤怒地关上房门	好好沟通
……	……	……	……	……

其次，寻找时机，表达情绪。当情绪阻隔了我们理性思考时，先不要表达，等到情绪平复后，再进一步交流。

4. 应对父母的情绪化，这样说话好商量！

情景：月月坐在沙发上看电视，妈妈正在打扫房间。妈妈突然生气地说："你怎么这么懒？在家这么多天，也不帮着做点家务！"又愤愤地拖起了地。现在，妈妈看月月越来越不顺眼，遇到丁点小事儿就发脾气。月月不知道该怎么招架妈妈突如其来的情绪。

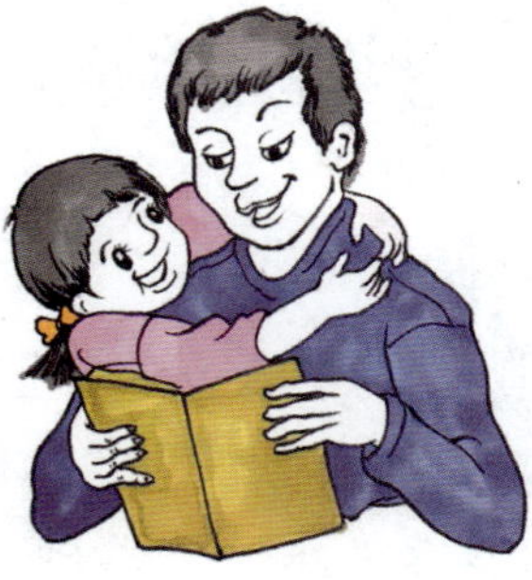

有效沟通的必备条件是和谐的气氛

窗外的疫情在蔓延，也不知道何时能结束，长期的居家隔离让大家都有些躁动不安。父母尤其容易被不起眼的小事弄得生气。有时，我们是不是也和月月一样束手无策呢？面对他们的情绪，我们可以试试非暴力沟通。卢森堡在《非暴力沟通》中谈到了沟通具备四个要素，观察、感受、需要、请求。

（1）观察：清楚地描述观察到的客观结果而非主观评论，如“妈妈因为我没扫地而骂我”。

（2）感受：清楚地表达感受而不掩饰，这样的沟通才是最省心的。在表达感受时，示弱有助于解决冲突，如“我觉得很莫名其妙”。

（3）需要：表达需要而不是指责抱怨，让我们都为自己的感受行动负责。直接说出需要，对方就较有可能做出积极回应，如“我需要你体谅一下我”。

（4）请求：提出具体要求而不是用抽象模糊的语言表达，清楚地说出我们希望他们做什么，如“下次扫地可以直接和我说”。

可以给妈妈的回答是：“妈妈，我知道你现在因为我没有扫地而生气，你突然冲我发脾气让我感觉莫名其妙，如果你能够提前和我说一声，我会做家务的。”妈妈听到我们这样的回答，情绪是不是会稍微缓和一些呢？又或者妈妈也用以上的方式和我们沟通，她会这样说：“月月，你现在坐沙发上看电视，让我有点生气，我需要你体谅关心一下我，帮我一起打扫房间，让我早点休息，可以吗？”我们是不是也会有不一样的心情呢？

这个寒假可以好好练习以上沟通四要素。

5. 拿起手机看一看，妈妈就要念万遍！

情景：吃过晚饭，俊浩准备玩会儿游戏再回房间看书，刚拿起手机，妈妈的声音就在耳边响起来了："每天吃完饭就迫不及待地玩游戏，是不是上瘾了？不准玩儿！"俊浩刚想说话，妈妈一把抢走了手机。这个寒假这种情况已经发生很多次了，妈妈总担心俊浩会游戏成瘾，俊浩也很苦恼。

限制电子设备使用时间

熟悉的情景、熟悉的话语、熟悉的心情，在这个假期里一遍一遍地滚动播放。你或许和俊浩一样，只是想玩会儿游戏暂时放松一下，却经常被父母无情打断。游戏成瘾是一种心理疾病，父母对此的担心，就如同担心我们身体生病一样。想要让他们理解，就要让他们了解，了解游戏，了解我们。

（1）让父母了解游戏：手机游戏不一定都是暴力游戏，还有很多益智类游戏。由于父母对游戏不了解，他们会误以为打游戏就一定是很糟糕的事情。我们可以向他们介绍这些游戏，让他们了解游戏的规则设置和玩法，消除他们的误解。如果他们愿意，也可以带他们一起玩。

（2）让父母了解我们：理解源于了解，了解源于沟通。多和他们分享你的生活，和他们聊聊你的假期计划。如果父母知道我们对待游戏的态度，知道我们不会让游戏主导你的生活，他们会放下心中的担忧。沟通越多，了解越多，理解就越多。

（3）积极行动：还有最重要的一步，让父母看到我们的行动，积极主动地承担家务，完成学习任务，并让他们知道我们可以约束自己的行为，对自己的行为负责。他们心中的担忧才会真的放下。

6. 家人一吵架，心头乱如麻！

情景：明媚的阳光驱走了连日来的阴霾，让人的心情也跟着放松起来。兰兰的爸爸想去小区里散步晒太阳，妈妈让爸爸戴上口罩。可爸爸却说，小区里没什么人，不用戴口罩。为了戴口罩的事情，爸爸妈妈激烈争吵了起来。旁边的兰兰心里很难受，不知道该如何是好。

你是否也会有兰兰这样看着家人争吵，却无能为力、无计可施的情况呢？那么，我们又该怎么办呢？

（1）积极调整自己的情绪：当家人发生争吵时，我们首先应关注自己的感受和情绪，此刻脑中冒出来的想法，思考刚刚发生了什么，为什么会产生这样的情绪，它代表了什么。可以通过深呼吸、放松、听音乐、转移注意力等方式来快速平复自己的情绪。

（2）合理解释冲突：尝试站在家人双方的角度去思考，为父母双方的行为赋予新的解释。爸爸在家待久了很烦闷、很无聊，想出去散散心，又担心浪费口罩；妈妈担心爸爸不戴口罩出门会被感染。争吵的本质源于关心。我们可以从中调和，让爸爸妈妈看到彼此真正的用意，最后相互理解。

（3）提出合理化的建议：特殊时期，虽然不能出门，但可以好好享受家庭时光，提议家人一起做一些事情，如一起做一顿饭、一起打扫房间、一起看电影、一起做室内运动等。家里变得快乐、温馨，家人才会心情放松。

7. 用这些话题来打破尴尬！

情景：上初中以后，星星就很少和父母交流，因为观念、想法的差异太大而聊不到一块去。这次疫情发生后，星星整天和父母待在一起，每次和他们相对无言的时候就会很尴尬。星星不知道该怎么发起话题，打破沉默。

青春期撞上更年期，是继续逃避，还是想办法打破沉默呢？或许这么多年来你一直不善言辞，不知道该说些什么。看看以下关于父母的十个问题，能不能都回答出来呢？如果不知道答案，那还在等什么呢？是时候好好了解他们了！

表 3　父母十问

父母是什么学历呢？在哪里上的学呢？
父母最爱吃什么菜？
父母最喜欢什么类型的电影呢？
父母喜欢什么风格的衣服呢？
如果有条件的话，父母最想去哪里旅游呢？
父母衣服鞋袜的码数是多少？

（续表）

父母当初是怎样认识的？
父母最喜欢的娱乐 / 消遣是什么？
父母的偶像 / 尊敬的人是谁？
父母最引以为豪的事情是什么？

当然，如果以上问题你都十分了解，那么可以聊聊当下的疫情带来的影响，以及带给你的思考。

8. 宅家多互动，亲子心更近！

情景：这是小小全家宅在一起的第十五天了，可是这 15 天里，小小除了吃饭时能和父母简单交流几句，其他时候父母都在刷抖音、斗地主。小小希望父母能够摆脱手机和自己多互动，有什么样的活动能让全家人都参与进来吗？

如果你是小小，你会怎么做呢？首先，你需要召集家人开一次家庭会议，把你看到的情况告诉他们，并和他们商量留出亲子互动时间。其次，可以开始去收集各种各样的家庭活动，带着家人一起做。

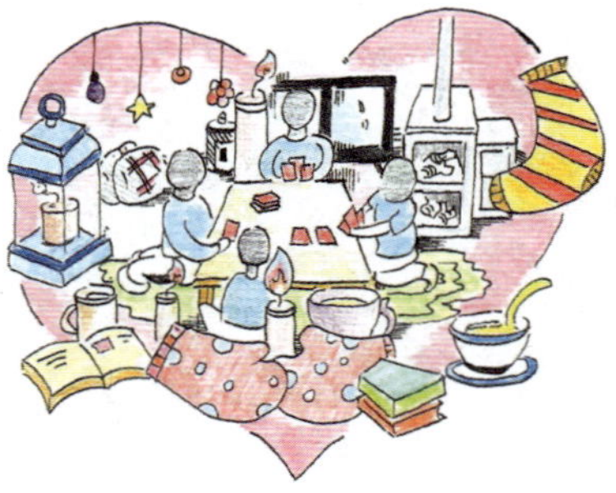
你们有多久没有一起玩游戏了呢？

家庭活动的类型有很多，大致可以分为以下几种类型：①运动型：瑜伽、乒乓球（羽毛球）或跟着健身软件的指导进行运动、室内体操等；②创造力型：做手工、拼拼图等；③学习型：阅读等；④偷懒型：看电影、玩游戏等；⑤交流型：家庭会议、讨论疫情，交流对彼此的看法，一起写信等。

9. 老人易孤单，家人多陪伴！

情景：宅家大半个月了，小七的爷爷待不住了，非得出门和老伙伴打牌。家里所有人都劝他不要去，他却说："本来没病，现在憋都憋出病来了，我今天非得出去"。小七也不想爷爷出去，但不知道该怎么办。

为什么老人想出去呢？是不是在家待着不舒服呢？其一，老人可能觉得很孤独。家里的年轻人都很忙碌，除了工作、学习就是玩手机；而大多数老人没什么事，又不太会使用电子产品，因此在家里不知道干什么。虽然一家人整天都在一起，但是却没有给他们足够的陪伴和关怀。其二，老年人和年轻人的思想观念有很大的不同，双方之间难免会发生冲突，出现摩擦，

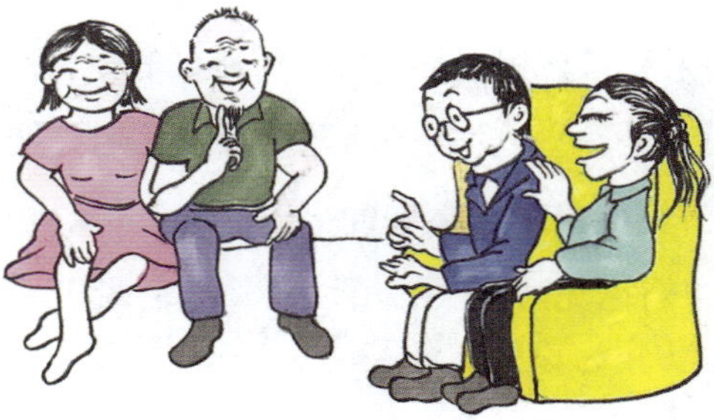

老人易孤单，家人多陪伴

心里自然不舒服，在家里也总觉得不如意，想出门。因此，作为孙子孙女，我们更要多花点时间陪陪他们，多和他们聊天，陪他们玩他们喜欢的东西，尽量顺其心意。这样老人在家待着舒服，心里舒畅，自然也不会硬要出门啦。

10. 兄友弟恭，共度疫情！

情景：花花今年 16 岁了，家里有个 5 岁的弟弟。由于弟弟年龄小，总是缠着花花。花花觉得很烦，对弟弟发脾气，弟弟哭得很凶，父母就骂花花。一想到弟弟，花花就不知道该怎么和他相处。

（1）与年龄差距太大的弟弟妹妹相处时，我们可以给予更多的耐心和陪伴。小孩子正是好玩的时候，精力很旺盛，整天待在家里又不能出去玩耍，只好找家人陪，找我们玩。想想以前上课的时候，又有多少时间可以和弟弟妹妹朝夕相处呢？这是一个难得的陪伴机会，多花点时间陪伴他们，和他们玩玩游戏，创造更多的共同回忆。等到弟弟妹妹长大，他们还会这样黏着我们吗？

（2）如果和年龄相差不大的兄弟姐妹相处时，很多兴趣、爱好非常相近，有更多的共同话题，可以采用好朋友的相处方式。但是也有可能出现摩擦和冲突，这时候可以积极进行沟通和交流；如果自己无法解决，可以请父母来调和。

第二节　学习规划

1. 停课不停学，居家学习大不同！

受疫情的影响，学生们暂时还不能回学校上学，很多学校也开启了线上课堂，“停课不停学”，保证学生的学习。居家学习是特殊时期学生主要的学习形式，居家学习和学校学习有很大的不同。

（1）学习环境发生变化：学生的学习，从学校回到家庭，一下子从专门的学习环境回到家庭的生活环境，从集体学习环境变为个体学习环境，从师生互动的学习环境回到个体自主学习的环境……学习环境发生了很大的变化。这代表老师对学生的控制减弱了，也就意味着对学生自主学习能力的要求更高了。

（2）学习方式的变化：学习方式发生了很大的变化，由现场学习变为线上学习，从集体学习变为个体学习。线上学习有一定的好处，更便捷、灵活，对自制力较强的学生来说可能问题不大；然而对于自制力较差的学生来说，居家学习的方式有可能降低他们的学习效率。课堂中的实时互动也被拆分了，无法对课堂

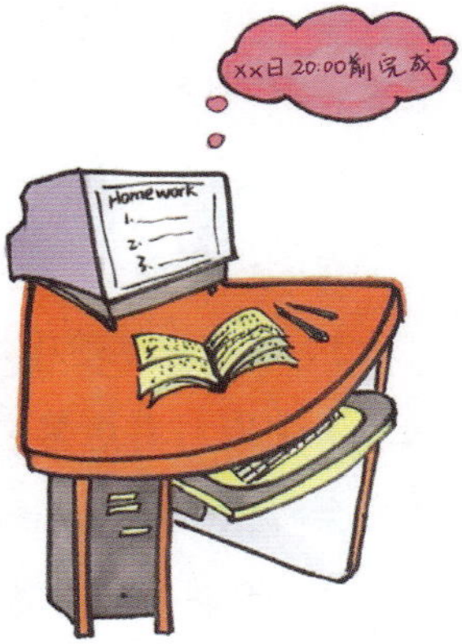

网络学课程，打卡不放松，学业有保证

效果进行实时评估。

2. 疫情之下，新学习模式安排上！

疫情存在期间，在线学习这种方式对老师和同学都是一个不小的挑战。开课第一天，老师们被逼成了主播，我们在手机的另一端见证了老师各种“翻车”现场；我们也有可能边睡觉边上课，还有可能边上厕所边上课……但一定要牢记的是，最终考试的还是你，所以不要掉以轻心，收起心来，冲破阻碍，好好学习。

（1）紧跟学校学习规划：紧跟学校安排，积极参加学校的直播课堂，自觉主动完成作业，合理安排作息时间。

同时注意不要过度使用网络，保护视力；文明上网，有效利用网络资源进行自我提升。

（2）合理利用网络资源：疫情存在期间，诸多平台都推出了免费学习资源和课程。开放的资源虽多，却不一定是好事。因此需要根据自己的学习目标，挑选适合自己的资源。一旦确定要学习的课程后，不要三心二意、轻易改变。

（3）加强与老师同学的紧密联系：居家学习可能会比较枯燥，一个人对着屏幕学习，我们很容易产生孤独无助感，学习动力会降低。因此加强与老师和同学的联系，遇到问题及时寻求老师的帮助，及时向老师汇报自己的学习情况和学习成果，请老师对自己的学习质量进行监控；借助线上学习组群进行同学互助和知识共享，实现同伴间相互监督、相互促进。

3. 宅家学习，这样做效率高！

情景：玲玲已经开始在家上学校的直播课了，但是每次听课的时候，就想吃东西上厕所。一节课下来，笔记没记多少，桌上的零食倒是吃光了。玲玲自己也发现，在家学习效率太低了。

家庭环境毕竟和学校环境不同。家里舒适，有随时可以休息的地方、玩一会儿的理由，所以我们的注意力很容易被分散，很有可能导致学习效率低下。因此，采取以下措施，有助于我们提高学习效率。

（1）与家人一起制定规律作息时间表：特殊时期，一家人都在家里活动，家人之间难免会互相干扰。如果家人的作息时间各不相同，我们在学习，父母在看电视，会大大影响我们的专注度，降低学习效率。和家人一起商量制定合适的作息时间表，在我们学习的时候父母也在安静地做事情。这样通过与家人保持一致的步调，来减少干扰，提高效率。

（2）创造良好的学习环境：创设专门的学习空间，这个学习空间可以是书房也可以是客厅，但是必须要和休息区分开，不穿睡衣进学习区，也不能在学习区睡觉。学习区只放与学习有关的东西，把其他杂书游戏机都放在休息区。

（3）管控好手机：手机的存在本身就会分散我们的注意力。手机放在身边触手可及的地方时，即使在学习的过程中我们不使用手机，也会有想拿起手机把玩的冲动，有消息提示时更会不由自主地拿起手机来看。这时候刚刚集中起来的注意力就会被分散，就会降低学习效率。因此，学习的时候最好将手机关机或请家人保管；如果实在需要使用到手机，可以将不必要的软件关掉或删除，尽量控制手机对学习的干扰。

（4）做好时间管理：劳逸结合，学习时间尽量不做其他事情，并设置好闹钟或请家人提醒。尽量在休息时间上厕所。如果担心自己做不到，请家人监督。

4. 电子产品虽好，合理使用才对！

情景：洋洋已经在家待了二十天了，刚开始还想着学习，并制订了一个严格的学习计划。但是洋洋才坚持了两天，注意力就被电子产品吸引过去了。每次他都告诉自己就只刷一会手机，刷完就去学习，可是刷着刷着两周就已经过去了。洋洋心里很内疚，但又放不下手机。

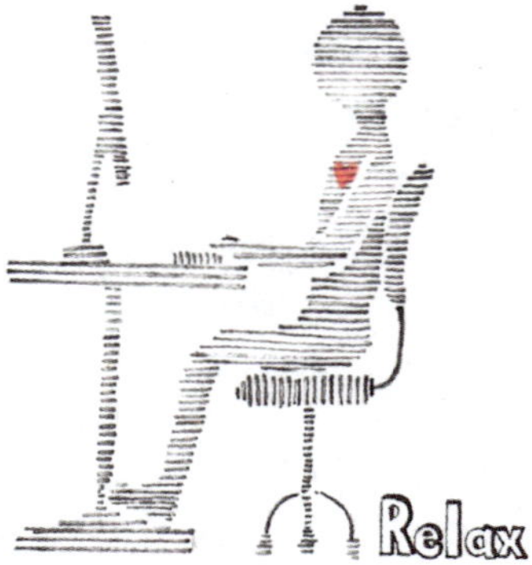

电脑手机，为我所用；放松学习，拒绝沉迷

特殊时期，大家都大门不出、二门不迈，可能走过最远的距离就是从卧室到厕所。户外娱乐活动完全受到限制，电子产品就成了首选。然而电子产品的过度使用会对我们的身心带来不良影响。该如何避免过度使用电子产品呢？

（1）自我分析：要学会合理使用网络，就要从现状入手，看看目前自己的网络使用情况，是否使用网络的时间过长，玩游戏的时间过多等。记录下自己一天使用网络的情况。

学习时间	娱乐时间（打游戏、看剧、刷抖音、刷微博等）	聊天时间	看新闻（与疫情相关）、看书

（2）制订合理的学习计划：根据自己使用网络的时间，制订合理的学习计划。可以和家长一起商量计划完成后的奖励和未完成的惩罚（奖品一定要是自己喜欢的，惩罚一定是自己不喜欢的），并邀请家长监督。

（3）丰富宅家生活：可组织家庭会议，组织家庭活动，来促进亲子互动。也可以将尘封多年的爱好拿出来，如练毛笔字、做手工、拼拼图、搭积木等。

5. 你的自控力，配得上你的“野心”么！

情景：小玉前一天晚上给自己制订了一个完美的计划，计划早上 8:00 起看书学习做运动。结果第二天又睡到了 10:00；说好晚上 11:00 睡觉，又玩到了凌晨 1:00；说好只玩 1 小时的游戏，结果玩了 2 小时。计划又没完成，她心里无比懊恼。那么，该怎么提高自控力呢?

自控力是一种用进废退的能力，和肌肉一样，是可以锻炼的。在这个特殊时期，外部约束条件的弱化，正是锻炼自控力的好时期。有几个非常简单的小练习，可以帮助我们提升自控力。不要觉得小瞧这些练习，长期坚持，会有意想不到的收获噢。

（1）5 分钟呼吸训练：在家中找一个安静的地方坐好，闭上眼睛，将注意力关注在呼吸上，如果发现走神，重新关注自己的呼吸。

（2）训练自己在小事上的自控力：当自己做一些小事的时候，可以有意识地训练自己的控制力，如吃饭的时候不说话、坐下的时候不跷二郎腿、练习左手写字等。目的是养成习惯、关注自己正在做的事情。通过不断练习，大脑会开始习惯三思而后行。

（3）等待 10 分钟：要玩手机游戏之前，强制安排 10 分钟的等待时间。在这 10 分钟里，一定要想着长远的奖励，抵制住诱惑。最开始练习的时候，如担心自己做不到，可请家人帮忙。

（4）失败的时候，请原谅自己：任何人都会有失去自控力的时候，这不代表我们本身有问题。可以想象自己正在帮助一个好朋友培养自控力，当“他”陷入懊恼自责的时候，我们会怎么安慰“他”？会怎么鼓励“他”？然后把这些方法用在自己身上。

（5）舒缓压力：当我们身心疲惫的时候，自控力会受到限制。及时舒缓自己的压力，为自控力松绑。但那些让我们即刻快乐放松的方法如玩游戏、网聊、看视频等，并不能真正有效地缓解我们的压力。真正能有效舒缓压力的方法是锻炼，阅读，听音乐，与亲友相处沟通，按摩，冥想，瑜伽等。

（彭子文　胡燕　荆世群）

第四章　返学篇

纵观历史，新冠状病毒终将会遵循自然规律逐渐消散，无论这一次的疫情如何严重。这个时候也是准备背起书包重返课堂的时候了。当你度过了可能是成长中最漫长、最无聊的一次寒假后，还能与家人和平相处、相安无事的话，那么恭喜你，你已经初战告捷了。但是潜藏的病毒会轻易放过我们吗？要如何毫发无损地重返校园，与同学老师们汇合？你们准备好了吗？下面提到的各项装备和技能可以保护你们在重返学校后不受病毒侵袭。

1. 出门前的准备？

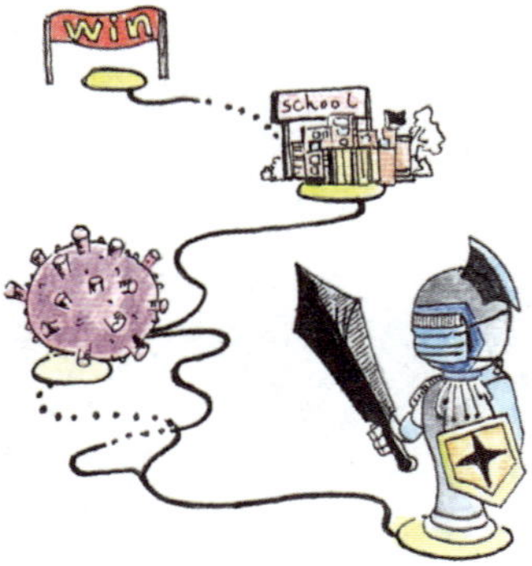

勇士们，我们即将踏上探险征程，准备好了么？

屋外的环境可能处处充满危机，没有相应的装备和技能无疑会让你们腹背受敌。

出门前两样事情：一是清点物资装备，第二是复习重要技能。

三个必备装备：①口罩（医用外科口罩）；②含 75% 酒精的消毒液或棉片，或按浓度配置的含氯消毒液（可使用 84 消毒液、漂白水、漂白粉等配置）；③一次性手套或纸巾（避免双手与公共物品直接接触）。

三个重要技能：①按时、正确洗手；②有效回避（避开人多聚集处；避免双手直接接触公共物品；避免双手直接接触口、眼、鼻等皮肤黏膜；在条件允许时，与周围人保持 1m 以上距离）；③及时、安全、有效地使用消毒物品。

注意：使用酒精时避免与明火接触，使用含氯消毒剂时避免皮肤直接接触。

2. 步行、单车、私家车、公交车、地铁，我该怎么选？

不管用什么方式，几个原则心理要记住：①相对人少；②人身安全；③半小时内到达学校；④远离有确诊病例的地方。

接下来就是决定选什么方式返学了。

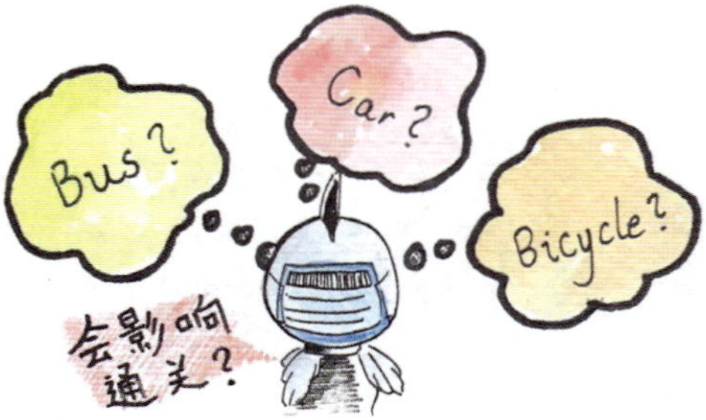

出发前要综合多方面因素谨慎选择路线！

（1）你要确定从家到学校走哪条路？有多远？用多长时间？

（2）出行方式：每种出行方式各有优劣。以下是各种出行方式的优点、缺点、卫生安全指数和防护建议。

危险最低的是步行。如果步行半小时不能到达的，要选择代步工具。

出行方式	优点	缺点	卫生安全指数	防护建议
步行	活动场所开阔，可选择范围大；能够主动避免人群聚集的危险区域；自行规划行动路线	速度慢；必须走有人行道的道路	★★★★★	戴口罩，注意人身安全
单车缺点	具有步行的所有优势，同时比步行快	共享单车消毒不及时，有被污染的可能	★★★★☆	戴口罩；勤洗手；推荐使用家用单车，少用共享单车，用时对把手、座位做好表面消毒；注意人身安全
私家车	空间相对封闭，沿途接触人员可能较少；速度更快；自由选择路线；回避人群密集地点	驾驶人员的病毒载量未知；在检查站、收费站可能遇到人多车多现象	★★★★☆	不搭便车；开窗通风；定期消毒；错峰、错路口出行

（续表）

出行方式	优点	缺点	卫生安全指数	防护建议
出租车/滴滴/快车	空间相对封闭；速度更快；自由选择路线；回避人群密集地点	司机的病毒载量未知；上一位乘客的健康状况未知；消毒不及时；在检查站、收费站可能遇到人多车多现象	★★★☆☆	戴口罩；勤洗手；开窗通风；不拼车
公共汽车	快速；时间有保证；消毒严格	空间相对封闭；人员密集，无法保证人际间的有效保护距离；行驶路线固定，不灵活；必须接触公共物品	★★★☆☆	戴口罩；勤洗手；开窗通风；乘客隔坐相坐
地铁	快速；时间有保证；消毒严格	空间封闭；人员密集；无法保证人际间的有效保护距离；行驶路线固定；必须接触公共物品	★★★☆☆	戴口罩；勤洗手；乘客隔坐相坐

好了，你倾向于哪种出行方式呢？

3. 怎样乘电梯更安全？

不管是教学楼还是宿舍楼，学校的楼层都比较低。如果你不是体力不支、行动不便或者搬重物，还是老老实实爬楼梯吧。

特殊时期，电梯是卫生安全危险指数很高的一个地方哦！

优点：快。

缺点：①环境密闭，通风不畅；②人多拥挤；③同乘人员卫生安全性未知；④需要触碰公共物品，如电梯按钮；⑤消毒不及时；⑥有人可能在电梯间打喷嚏；⑦病毒携带者可能刚乘过电梯。

危险指数：★★★★☆

防护措施：戴口罩，勤洗手，手消毒；定期消毒电梯；和同乘人员保持最大距离，避免和同乘人员面对面站立。

4. 教室、餐厅、操场、卫生间，轻松自我防护

知道了以下防护要点，你可以在教师、餐厅、操场等地方轻松切换了。同时，也应注意尽量避免到人群聚集处去。

场景	特点	防护要点
教室	半开放的公共区域；人员聚集，密度较高，人际距离近；公共教室：如英语听力室、计算机室等，人员流动性大；有定期消毒和杀菌	1. 开门窗，保证空气流通；2. 戴口罩；勤洗手；3. 在自己的课桌椅、扶手、抽屉等位置加强消毒；4. 洗手前不动眼、耳、口、鼻；5. 学校定期消毒和杀菌
餐厅	半开放的公共区域；就餐时间聚集大量人群，人员密集程度高，流动性大；进餐不能戴口罩，暴露呼吸道的风险	1. 戴口罩；2. 饭前规范洗手；或手消毒；3. 自带餐具，最好自带餐饭；4. 选择通风良好处，隔坐分开安静进食；5. 减少交谈；6. 进餐结束后尽快戴上口罩；7. 剩菜按垃圾分类规范处理，自带餐具及时消毒；8. 结束后尽快离开

（续表）

场景	特点	防护要点
操场	相对开阔的公共区；危险度很低	1. 课间尽量去操场呼吸新鲜空气，但不要追逐打闹；2. 避免人多拥挤；3. 减少触碰公共物品或其他物体表面；4. 有效、规范、及时的手卫生、手消毒
卫生间	相对密闭的空间；细菌病毒可能潜藏在排气装置里；下课，休息期间人员密集；定期消毒	1. 戴口罩；2. 正确洗手；3. 便后盖上马桶盖子，及时冲水；4. 垃圾丢到指定位置；5. 及时清理垃圾；6. 定期消毒

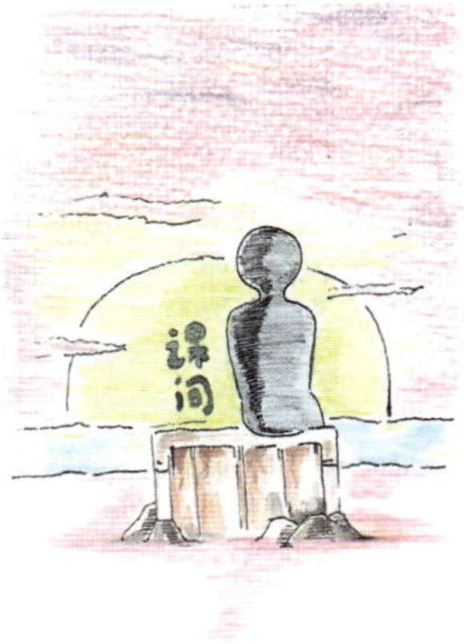

课间十分钟记得要远眺哦！

5. 进家门或宿舍怎样防护？

返回家中仍不能掉以轻心，我们要杜绝一切将病毒带回家或寝室的可能。具体的操作技能有哪些呢？

（1）进入家门 / 寝室后，在门口脱去外衣后再进家门 / 宿舍；

（2）用 75% 酒精或含氯消毒液喷洒背包、鞋子的表面与底面，擦拭在学校暴露的书包、教材及文具等；

（3）摘口罩，喷洒 75% 酒精或含氯消毒剂液配成的消毒液将其浸湿，再放入垃圾袋中密闭封存，置于专门的口罩回收处；

（4）使用含有抑菌 / 杀菌成分的洗手液规范洗手并洗脸，最好能冲个热水澡；

（5）及时换洗白天的衣物；

（6）注意保持室内通风良好；

（7）对手机、钥匙、门把手、马桶、下水槽等处进行定时消毒，遮盖排水口；

（8）重视营养补给，和充足的睡眠，这样才能有更好的免疫力和战斗力去投入战斗哦。

在本篇结束之际，留给大家一个思考题：如何发现其他伙伴儿发热了、咳嗽了，我该怎么做？（答案见下面）

（白渊翰　陈冠婕　张迎黎）

参考答案
1. 戴好口罩，掩好口鼻，有手套的戴上手套；
2. 给伙伴儿正确戴好口罩；
3. 与发热、咳嗽的伙伴儿保持 1 米以上的距离；
4. 及时告知老师或学校医务人员；
5. 打开窗户通风半小时以上，自己要处在上风口位置；
6. 洗手、消毒、洗脸、外表衣物消毒，有条件的话可以冲澡清洁；
7. 请学校专职人员针对教室、宿舍和公共物品进行消毒。

第五章　常见心理问题的调适

1. 睡不着怎么办?

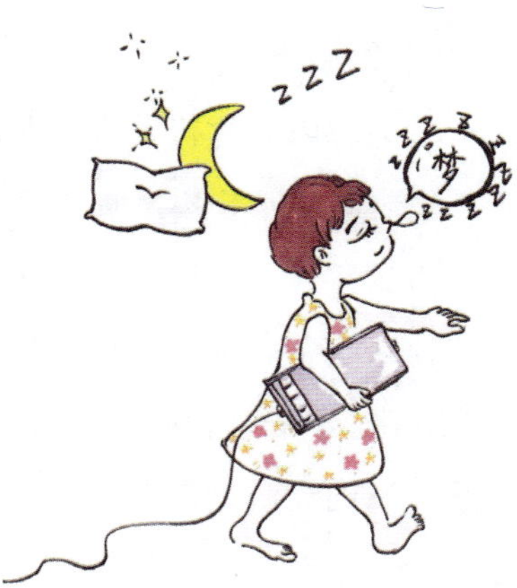

睡眠

在新型冠状病毒肺炎防控的关键时期，我们每个人都可能或多或少产生担忧和恐惧。失眠和恐惧一样，是我们人类很古老的反应。面对危险，我们的反应模式只有两种：“战”或“逃”。无论哪种，我们的睡眠都必然会受到影响。可以想象，远古时期的人类面对自然灾害或者猛兽，无论是与之搏斗，还是躲避起来，都是无法安然入眠的。

2. 是谁偷走了我的睡眠？

生理原因：平时本来可以外出与朋友聚会、参加户外活动和体育锻炼，特殊时期为了避免交叉传染而不得不待在家里，每天的活动较平时明显减少，运动量下降，白天精力消耗减少就会导致入睡时身体没有疲惫感，从而引起失眠。

心理因素：重大事件的突发性和危害性让我们每个人在不同程度上产生了恐慌和焦虑，媒体、微信报道又让这些不良情绪不断升级；危机不解除，恐慌和焦虑会逐渐演变为悲观、绝望；枯燥单调的“家里蹲”让生活索然无味，这些都会引发睡眠问题。

社会原因：危机下人际互动改变，无法外出与人交往，甚至邻里之间都互相不接触，也会加重失眠。

青少年失眠，推荐通过纠正不恰当睡眠观念以及不良的行为习惯来改善睡眠，具体包括：①科学睡眠：睡前不喝酒，不大吃大喝，不喝茶和咖啡等；保持规律作息，保证卧室环境安静、舒适，室内光线、温度适宜。②保证床是用来睡的：有睡意时才上床，不要在床上吃饭、看手机、打游戏等。③不管昨晚睡眠时间多长，保持规律的起床时间。

睡不着不要自己随意用镇静药。镇静催眠药未被批准用于18岁以下的失眠症患者，严重失眠要去医院找医生咨询哦。

3. 睡得多怎么办?

在防范疫情的情况下，大家更多的时间是宅在家里，一直盼着“宅在家里爽，一直宅在家里一直爽！”但当真正整天只能宅在家里的时候，却又找不到有趣的事情打发时间。有些人在没有约束的情况下就开始不分天黑天亮地睡。

特殊时期，对作息管理不到位而导致的睡眠过多，调整要以管理作息、调整生活方式为主。如制订一个健康的运动、用餐、居家学习计划，控制好白天的生活内容。同时要避免咖啡、浓茶、酒等的使用。控制每天白天的小睡时间不能超过30分钟。这样既可以控制白天的睡眠过多，也可以提高晚上的睡眠质量。

让我们来做个心理测试，看看你是不是个“特困生”？

在以下8种情况下你打瞌睡的程度是多少？

	不打瞌睡（0分）	打瞌睡可能性很小（1分）	打瞌睡概率适中（2分）	打瞌睡概率高（3分）
坐着看书时				
看电视时				
在公共场所坐着不动时（例如在剧场或听课）				
作为乘客在汽车中坐1小时				
午后躺下休息				
坐着和别人说话				
午后安静地坐着				
堵车停车数分钟				

<5分为正常，6~10分可疑嗜睡，11~12分为轻度嗜睡，13~15分为中度嗜睡，16~24分为重度嗜睡

你是“特困生”吗？（重度嗜睡要赶快看医生哦！）

4. 睡颠倒了怎么办？

“日出而作，日落而息”是我们人类几千年来形成的生活习惯。科学发现，人体内存在控制我们作息活动的“生物钟基因”，这些基因控制着我们在夜晚来临的时候要去睡觉，在早晨阳光升起的时候要起床活动。生物钟基因不仅支配着我们的睡眠—觉醒节律，而且支配着我们一天的学习、活动、饮食等诸多生活内容。

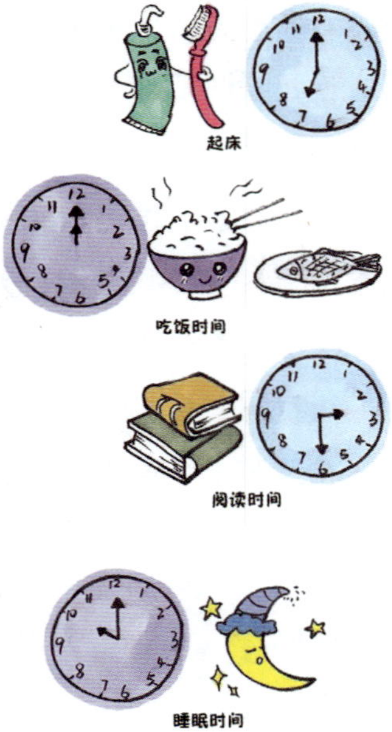

保证规律的作息时间

医学上有个叫睡眠时相延迟综合征的，主要表现为：①难以在希望的时间入睡和觉醒，甚至延迟数小时；②一旦入睡，保持睡眠没有问题；③特别难以在希望的时间觉醒；④即使把入睡时间和起床时间向前移，也不能使睡眠时相提前。

睡眠颠倒的自我调节主要是要控制好自己的生活节律。这里的生活节律包括睡眠—觉醒的节律，进餐的节律，学习活动的节律等。按照生物钟基因的调节和现代社会生活环境的要求，一般建议晚上 10~11 点入睡，早上 6~7 点起床；青少年的睡眠需要量较成年人多 1~2 个小时，因此建议青少年在晚上 9~10 点钟入睡。若一个人自律性不高的话，可以利用现在的一些软件帮助叫醒，或与几个同学组成小组，彼此督促鼓励。若已经形成无法自控制的病理现象，最好还是要找睡眠专科的医生进行诊疗，重新恢复正常的生物节律。

5. 老做噩梦怎么办?

睡眠医学领域关于梦的研究始终令人着迷，人们对梦的描述有时那么生动形象、栩栩如生，有的甚至可以记录下来写成剧本、拍成电影。当你伴随着一声尖叫从噩梦中惊醒，或许额头还冒着汗，盯着四周漆黑的房间，仍然心有余悸。噩梦，自然不是美好的体验，它不仅打断你一夜好眠，还会让人精神沮丧、恐惧。

其实，做梦是一种生理现象。在睡眠过程中存在着快眼动睡眠期和非快眼动睡眠期两个睡眠时相，快眼动睡眠期也就是我们常说的做梦期。在这个阶段，眼球会快速运动，大脑活动和清醒时相似。快眼动睡眠和非快眼动睡眠是交替进行的，一般 90 分钟左右一个周期，所以每个人每天晚上都会做 4 ~ 6 个梦。若是从快眼动睡眠期醒来的话就会回忆起自己的梦境，若在非快眼动睡眠期醒来的话就不太容易回忆起梦境。可是，为什么非得做噩梦呢？就不能做点美梦吗？

研究发现，睡眠超过 9 小时，做噩梦的频率会更高。所以，多睡的那一两个小时，可能大部分时间都用在做梦上了。

如果只是做噩梦，白天情绪都很正常的话，我们大可不必担心，这是一种正常的生理现象，消除对噩梦的担心，适当调整一下入睡或起床时间（一般建议提早半个小时）就可以了。但若伴随着噩梦还有一些日间的情绪问题，就需要寻求睡眠医学科或精神心理科医生等专业人员的帮助了。

总之，做梦是一种正常的生理现象，放松心态，加强运动，适当调整作息时间，噩梦将会变成美梦！

跟着专家学睡觉（具体见附件）。

腹式呼吸是让膈上下移动。由于吸气时膈会下降，把脏器挤到下方，因此肚子会膨胀，而非胸部膨胀。这种呼吸方式与睡眠时的呼吸方式类似，可以帮助我们更快入眠。

具体方法如下：

（1）感受自己的呼吸方式：躺在床上或坐在沙发上，左手放在胸部，右手放在腹部肚脐处，自然地呼吸，感觉双手上下起伏的运动，并比较双手的运动幅度。

（2）进行腹式呼吸练习和体会：缓慢地通过鼻孔呼吸，吸气时让腹部慢慢地鼓起来，呼气时让腹部慢慢地凹下去，体会腹部起伏的感觉；通过比较双手的运动幅度去体会与之前习惯性呼吸方式的不同。

（3）练习几分钟之后，坐直，休息一下，双手放的位置不变，之后继续进行腹式呼吸，比较双手此时在吸气和呼气时的运动幅度，判断哪一只手更加明显。如果左手的运动幅度比右手更明显，可能意味着还没有掌握腹式呼吸的技巧，需要继续练习。

腹式呼吸可以帮助我们放松身心，诱导睡眠。每天日间练习，可以帮助我们更好地掌握腹式呼吸技巧，睡前练习有助于我们更快入眠。

睡眠引导语：

你轻轻地闭上眼睛，调整一下身体，将双手叠放在腹部上，让自己处在最舒适放松的状态，轻松地呼吸，慢慢地呼吸；轻松地呼吸，慢慢地呼吸。随着呼吸的节律，感受到双手缓缓地被推上来，吐气时双手跟着降下来。吸气时感到周围清新的空气进入鼻腔，通过器官进入你的身体，吹气球一般，慢慢地，慢慢地，把放在腹部上的手往上推；吐气时像把气球泄气一样，很轻松地将空气从嘴巴慢慢吐出来。可以感觉到空气通过嘴唇发出“呼呼”的声音，将身体里的“疲惫”“紧绷”“焦虑”都吐到身体外。吸气时将外界清新的空气进入到身体内，吐气时把身体里的“疲惫”“紧绷”“焦虑”都吐到身体外。继续这样轻松地呼吸，慢慢地呼吸，轻松地呼吸，慢慢地呼吸。吸气，放松，吸气，放松，吸气，放松。每吐气一次就让自己再放松一点，再放松一点。吸气，放松，吸气，放松，吸气，放松，感觉到自己越来越放松，越来越放松，越来越放松。维持这样平稳放松的状态，继续轻松地呼吸，慢慢地呼吸，轻松地呼吸，慢慢地呼吸，轻松地呼吸，慢慢地呼吸。

（通过腹式呼吸让自己进入到放松状态而诱导睡眠启动，全程引导语时间 5~6 分钟）

6. 没有胃口怎么办?

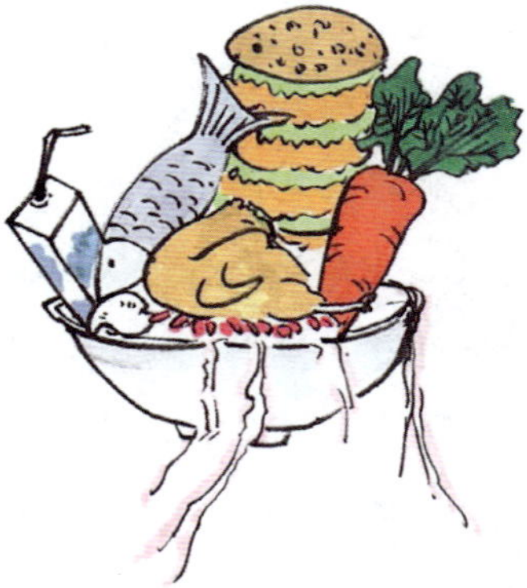
饮食

日常进食行为的目的是补充能量解决饥饿，饥饿感的产生是由我们体内的一种特殊物质——“饥饿激素”引起的。饥饿激素是人体分泌出来的一种激素，研究结果表明它能令人对食物产生格外的“好感”，提高我们对食物的注意力，增加我们对食物的摄取欲望；同时，“饥饿激素”还对我们的大脑产生其他的一些影响，如防治抑郁。当饿的时候，我们会感到心情不是特别好，有些低落；但当我们看到自己喜欢的食物饱餐一顿后心情顿感“爽歪歪”。其背后的生理机制就是“饥饿激素”在起作用。

在疫情的影响下，大家室外活动减少，身体消耗减少，也会引起食欲不佳。因此，在疫情的影响下要想维持良好的胃口，首先要做到对疫情有客观认识，不要过分恐慌，减少因疫情而引起的应激心理反应；其次要保持一定的运动量，随着疫情的防控加大力度，众多在线引导运动的手机 APP 也应运而生，越来越多的人可以参与居家运动，增加了身体的消耗，有效增强了食欲。我们还可以和家人一起参与一些家庭活动，如比赛做俯卧撑，单腿站立等简单实用的运动方式，不仅可提升健康水平，还能促进家庭关系更加和睦。最后，要提升食物的“色、香、味”，在居家的时间里我们可以网络学习一些烹饪技术，不仅能增添我们的生活乐趣，自己烹制出来的食物也一定会有非常“特别”的味道，有效调动你的胃口。

若持续较长时间没有胃口，同时伴有情绪不好、乏力、体型持续消瘦等问题，还要警惕抑郁情绪的可能；若超过 2 周，就建议找专业的心理医生进行干预，避免滑入抑郁的深渊。

7. 暴饮暴食怎么办?

日常进食行为的目的是补充能量解决饥饿，但在非饥饿状态下，进食行为更多受应激的影响。暴饮暴食的青少年往往存在追求完美、处理心理冲突能力差的心理特点，容易将焦虑与不舒服的感觉当成饥饿的信号：当他们遇到应激时间而心情烦躁时，他们会认为自己是饿了；身体出现某些不适感时，他们也会认为这是由于机体缺乏能量，于是采取吃东西的方式来应对不良情绪。

我们生活中也经常见到有些孩子特别喜欢吃零食，遇到考试不好或被家人老师批评时，吃零食的量陡然增加。面对疫情，许多人宅在家里用食物来打发时间。若这种行为不加以控制，过度依赖饮食来消除内心的焦虑，就有可能引发暴饮暴食行为。

面对暴饮暴食，我们首先要明白自己为什么要吃东西。吃东西是为了消除饥饿，当你感到有压力、无聊或高兴时，不管饿不饿都想去吃东西，那你就要努力控制一下，先“三思”而后食了；其次要分析出自己暴饮暴食的动机，可以将暴饮暴食的行为依据发生的时间、地点、人物、情绪、饮食量、食物种类列成一个表，分析暴饮暴食的动机因素，对这些因素加以控制，来帮助自己改变暴饮暴食的行为；最后我们要整理一下思路，不要用暴饮暴食来平静我们的心灵，可以寻找其他健康的方式，如听音乐、做运动等来帮助自己内心平静。最好这些办法和家人商量，并让家人参与自己的计划，一方面可以帮助自己控制行为，另外还可以获得心理上的支持。还要强调一点，控制暴饮暴食不等于刻意节食，每天通过正常的三餐摄入充足的热量还是要保证。

8. 注意力不集中怎么办？

注意力指一个人专心于某一事物或活动的心理状态，是个体通过视觉、听觉、触觉、嗅觉和味觉五大信息通道对客观事物的关注能力。保持良好的注意力是大脑进行感知、记忆、思维等认识活动的基本条件

在日常生活中，我们也要有意识地培养我们的注意力，可以通过一些技巧提高我们的注意力：①定时定量地做事 / 学习。我们从事一项活动时最好提前有个评估计划，基于我们的能力技能水平，将任务分成若干部分，在一个时间段内完成一个小任务，休息 5~10 分钟后继续完成接下来的任务。②培养对事物的兴趣。运用积极的思维方式培养对事物的兴趣，通过分解法或联想法分析事物之间的联系性，来提升注意力。③剔除影响注意力的环境因素，噪音、光线、凌乱的桌面都会对注意力

产生影响，应尽可能减少影响注意力的环境因素。④不良精神状态，如失眠、焦虑、抑郁情绪都会对我们的注意力产生影响，若是一过性的情绪反应，我们可以先放空自我，让自己内心平静后再开始工作。在疫情存在的情况下，很多人把注意力过分集中于疫情，减少了对其他事情的关注，往往会导致过度恐慌，建议每天对疫情的关注强度和时间应设定限制，避免将注意力过多地集中于应激源。

9. 反复洗手有了洁癖怎么办?

洗手是阻断病毒传播的有效途径之一。在疫情存在期间，担心被传染，增加洗手次数是正常的自我防卫现象。但若连续 2 周以上出现过分害怕受到病毒、细菌和脏物的污染而反复洗手、洗澡和洗衣服，花过多的时间在清洗上，甚至要求家人也必须按照其要求反复清洗，尽管深知这些观念和行为不合理、不必要却无法控制或摆脱，因而产生焦虑、痛苦，严重时可引起精神痛苦或妨碍日常生活等情况，就需要控制洗手行为了。

阻断过度洗手的原则：定时间，定方法，定步骤。

定时指的是洗手的总时间不要超过一分钟。定方法指在什么情景下，用什么洗手方式：在有明显可见的脏物时，使用洗手液和流动水洗手；如果脏物不可见，使用洗手液和流动水洗手或用含有酒精成分的免洗洗手液洗手。定步骤指学习科学规范地洗手，建议学习并使用“六步洗手法”进行洗手，该方法是医务人员进行诊疗操作前的洗手方法，可有效清除手部污物，预防接触感染，减少传染病的传播。若有可疑的强迫性障碍症状或既往已确诊为精神障碍，建议尽早寻求专业帮助。

10. 害怕见人、不敢出门怎么办？

此次疫情，目前所见的主要传染源是新型冠状病毒感染患者，无症状感染者也可能成为传染源，且人群普遍易感。所以，在疫情流行期间，除了害怕接触野生动物，我们最害怕的是与人的接触，减少外出与他人的接触是个人预防疫情的有效方法。

害怕被接触的人传染新型冠状病毒肺炎，不敢见人、不敢出门是疫情存在期间常见的心态。尽管建议不出门，若必须外出时也不必过于恐慌，可实时了解权威的疫情信息，并做好个人防护。通过个人防护措施可在一定程度上有效降低被疾病传染的概率，减轻因害怕传染疾病带来的心理压力。

若在疫情存在期间出现前所未有的焦虑情绪，其严重程度与客观事实或处境明显不符，则可能为病理性焦虑障碍。例如，远距离与人目光直接对视，在公共场合行走、进食、公开讲话或遇到他人时，出现恐慌、紧张担心、坐立不安，甚至出现心悸、头晕、胸闷、手抖、出汗、尿频及其他躯体不适，持续数周或数月不缓解，因此出现不敢见人、不敢出门等回避行为。这些焦虑体验和回避行为均可使人“困于家中”，严重影响学习和生活，需要尽早寻求专业的心理评估、诊断和治疗。经过规范治疗后，大多数人可恢复往日的轻松愉快体验。

11. 缺乏自信心，自卑该怎么办？

当前，新型冠状病毒肺炎的确诊病例还在不断增加，尚有数以万计的可疑病例处于医学观察之中，对此次疫情的“不确定感”“不安全感”弥漫在大街小巷。一些被确诊的患者和被隔离观察的疑似病例不仅受到疾病的折磨，还遭受家人、朋友甚至陌生人的疏远、嫌弃甚至鄙视，缺乏信心，甚至产生了自卑、自罪心理。一些原本就心理承受能力差或身体素质差的青少年也容易出现自信心下降、自卑心理，常常低估自己的能力和素质，认为自己抵抗力差，怀疑自己易感染，害怕身患绝症，觉得自己未来没有希望了，活着没有价值，同时也会对疾病的危险性存在病态的夸大。

实际上，人类的心理和身体均有强大的“自愈能力”，对大多数人而言，一般的不良情绪和轻微的躯体不适或疾病都会随着时间推移而自愈，不需要特殊的干预。要客观评估和看待自己的处境，做好自我定位。面对疫情，我们应该：①科学认识此次疫情，合理做好个人防护，多关注新闻中的积极信息，增强有希望感；②接纳突发疫情时人类短暂的“无能为力”，接纳自己的情绪反应，不自责，也不指责和抱怨他人；③维持规律作息，合理安排生活，通过安排一些活动来获得对生活的掌控和增强信心的感受；④每天学一点新东西或掌握一项新技能，追求内心的充实；⑤寻找一些适合自己的放松方式，如听喜爱的音乐，看喜欢的影视剧，和喜欢的人聊天等。若仍然不能达到理想的放松效果，可学习肌肉放松训练、冥想、呼吸放松等技术进行自我调节；⑥通过电话、网络和亲朋好友交流，在同样的处境中彼此鼓励，传递积极情绪，发现自身的优势。

同时，还要学会识别和监测自己的情绪和身体变化，如果除了自信心明显下降、自卑，还体验到心情不愉快、高兴不起来、平时感兴趣的事情变得乏味、失眠、食欲不振，甚至感到活着没意义，则应及早向专科医生求助。

12. 紧张、焦虑、恐惧、无法放松怎么办?

受重大危机事件的影响，很多人出现了紧张、焦虑、恐惧感，甚至感觉终日不得放松。在合理范围内的情绪波动属于正常反应，正常人即使没有疫情也会有情绪波动，因此，要学着逐步“允许”自己可以有恐惧、焦虑等不良情绪出现，对不良情绪不压抑也不纵容。

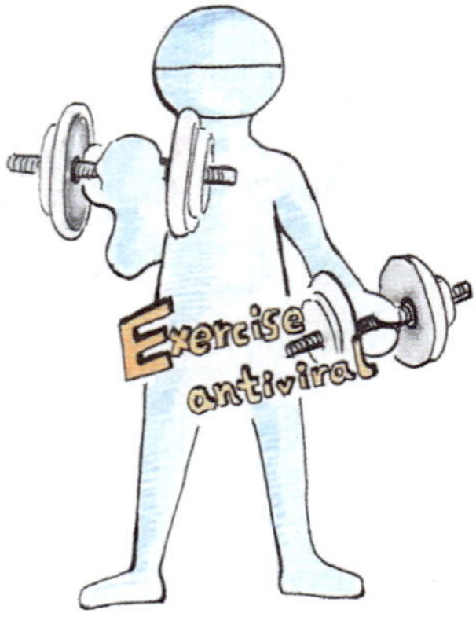

劳逸结合

自我调适方法有：①理性、客观地认识疫情，避免因片面、不实、情绪化的疫情信息引起情绪的波动；②适量运动、主动宣泄不良情绪，尽管生活空间受到了限制，但仍然可以通过安排一些活动（如做瑜伽、读书、听音乐、唱歌等）来宣泄不良情绪，积累正能量；③学习简单的放松技术，如深呼吸、正念冥想、肌肉放松训练等，手机里可以下载相关 APP，在文字和语音的指导下疏解压力，改善情绪；④增加人际支持，虽然活动空间受限，但是内心要和外界保持连接，与亲友保持良好的联系，获得支持和理解，可以增进积极情绪，提高心理弹性。

如果监测到自己的心理状况持续恶化，如过度担心，坐立不安、来回走动，甚至感觉自己要发疯或要死了，应尽快向专业人员求助。

13. 担心自己被传染了怎么办？

近一段时间，在网络上与疫情相关信息近乎霸屏，很多人出现身心不适时不敢也不想去专业医疗机构诊疗，而是到网上寻找答案，并在自己身上寻找符合新型冠状病毒感染的"症状"，于是越对照觉得越像，变得疑神疑鬼，开始持续担心自己得病了，不知如何是好。更有各种谣言令人不安，如深呼吸再憋十秒可以测是否有肺炎、吃果蔬和肉蛋会感染病毒、空气里有气溶胶不能开窗通风等。这些不实信息反复转载，让很多人陷入了自我疑病的恐慌之中。

作为普通大众，面对疫情并非无计可施，我们可以通过政府、权威机构发布的信息，了解本次新型冠状病毒肺炎疫情、防控知识等相关信息，不要对疫情信息过度关注，防止不科学信息对自己的误导，不信谣、不传谣，不要盲目担心。主动采取戴口罩、勤洗手、室内多通风、少出门等个人防护措施。

另外，冬春季是流行性感冒的高发季节，不要把普通感冒误以为是新型冠状病毒肺炎。普通感冒也可出现流涕、鼻塞、发烧等症状，但没有呼吸困难或急促，发热一般 48~72 小时之后可恢复正常，而且使用退烧药物效果较好。如果出现了新型冠状病毒感染的相关症状，不要去人群密集的地方，戴上口罩，与家人保持好距离，注意通风，注意个人卫生，到就近的定点救治医院发热门诊就诊排查，就诊时主动告诉医生接触过哪些人，配合医生开展调查。

14. 脑中总有与病毒有关的恐怖画面怎么办?

随着疫情的发展，病毒、疫区、死亡等恐怖字眼和相关图片不断充斥着大家的眼球，有些恐怖画面让人“过眼难忘”“记忆深刻”，甚至有些人头脑中不停想与病毒有关的恐怖画面和词句，连做梦都开始出现恐怖的场景，食欲差，睡眠质量下降，惶恐不安。

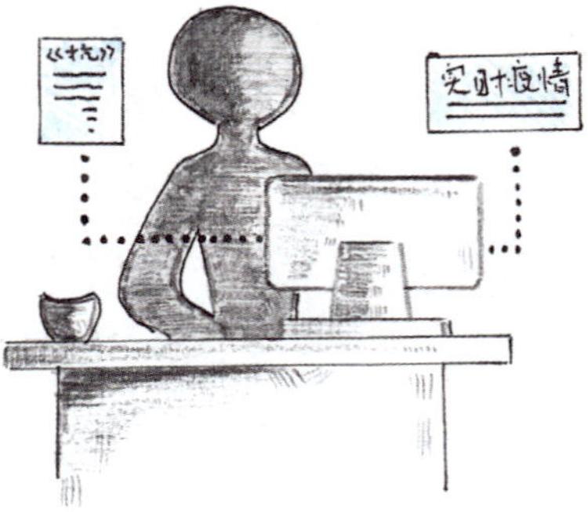

疫情通报

面对头脑中不断出现的与病毒有关的恐怖画面，可以学习以下应对方法：①减少对疫情信息的过度关注，防止不科学信息对自己的误导，每天在规定的时间内查看疫情相关的权威信息，多关注新闻中的积极信息。②维持规律作息，合理安排生活，让每天过得充实而欢乐，可以选择合适的身体锻炼方式，不要总是发呆或玩手机，不给这些“恐怖”的念头留有闯入的机会。③当脑海中不停出现与病毒有关的恐怖画面时，尽量转移注意力，不要让这些画面持续扩张。如果难消除这些画面，不必强求，可以带着它们去做自己喜欢的事，虽然会分心，但是还是要让自己“动”起来。④学习放松技巧。通过科学渠道学习深呼吸、肌肉放松技术、正念冥想技术等，帮助自己脱离这些恐怖画面。

15. 总想哭、过度悲伤怎么办?

抑郁是我们每一个正常人都能偶然体验到的负性情绪。在生活中，充满了大大小小的挫折和失败，当这些事件发生时，我们都会体验到悲伤、痛苦，甚至绝望。通常变换一下环境，不顺心的问题就会得以解决；运动一下，不良情绪也就烟消云散了。这些由明确的生活事件引起的抑郁和悲伤是正常的、短暂的，有些挫折是人在社会化进程中的必然经历，有利于个体成长。

抑郁症作为一种疾病，它所造成的情绪波动和正常人是有区别的。首先，情绪波动的程度不同。有抑郁症患者情绪波动范围远远超过正常人的情绪波动范围。其次，作为病态的抑郁症的人的情绪波动和正常人的情绪波动存在质的差别。前者的情绪波动不一定有明确的诱因，有时候可能在好事连连的情况下出现。部分有抑郁症的人会有各种躯体不适。

所以，抑郁在我们的生活中非常常见。那我们应该怎么去处理抑郁情绪呢？可以自我认识，自我管理：

（1）学会放松。有抑郁情绪的人经常处于高度紧张状态，以致大脑部分神经功能紊乱。所以要学会放松。放松的方式很多，如读一些积极快乐的书籍，看一些轻松幽默的影视节目等。

（2）培养自信。自信是战胜一切恐惧、紧张、担忧、惶恐等不良情绪的法宝。每天都要用积极的语言来暗示自己，相信自己。不管是在学习中还是生活中遇到的问题，都要相信自己能够处理好。如果实在处理不好，也不要过分自责，以顺其自然的心态处之。

（3）积极入世。有抑郁情绪的人多少都会有点悲观厌世，总觉得自己的努力没用，不愿意和别人交流分享，总是躲在暗处羡慕别人自己却不愿意付出努力，结果越来越糟，给自己带来无尽的痛苦折磨。因此要积极入世，多和别人交流，不要怕被拒绝。积极乐观、豁达宽容，会让你获得越来越多的精神愉悦。

（4）养成良好生活习惯。有抑郁情绪的人一般睡眠情况都不是很好，所以建议在睡前采取一些有助于提高睡眠质量的措施，如泡脚、泡澡、放松等。切忌深夜不寐，胡思乱想，给自己带来不必要的精神负担。

（5）借助家人的帮助。爱是战胜一切困难的源泉。不管何时何地，家人都是你最强有力的支撑，他们会帮你渡过难关。当抑郁来犯时，身心俱疲之际不妨主动找家人说说话、聊聊天，把自己所想的全都说出来，发泄情绪，获得情绪上的平衡。

（6）尽量多参加一些活动。尝试着做一些轻微的体育锻炼，看看电影、电视或听听音乐等。平时可以参加不同形式和内容的社会活动，如讲演、参观、访问等，但不要太多。

（7）及时肯定自己。每天晚上睡觉以前，要充分肯定自己这即将过去的一天的成绩和进步，不讲消极的东西。能写日记最好，把好的体验、进步、成绩记在日记中。天天都这样记日记，觉得生活会越来越有意思。

（8）哭泣。很多人认为哭是脆弱的，其实哭泣是一种情感的宣泄方式。如果长期把眼泪留在心里，这样会非常不利于人的健康。

（9）定计划要留有余地：每天晚上睡觉以前，考虑明天干什么。计划不能定得太高，也不要太低，充分留有余地，这样每天都可以顺利完成计划。

16. 总有想死的念头怎么办?

人的一生，总会遇到大大小小的挫折，甚至有的时候想不通，会有想死的念头。当我们存在抑郁情绪的时候，多少都会有点悲观厌世：也许是压力太大，喘不过气来；也许是穷途末路，以致绝望透顶；也许是心里压抑，情感得不到释放；也许是一时赌气或冲动，失去了理智……

不管出于什么原因，想死，想想就可以了，千万别当真。那么，当自己有想死的念头出现时怎么办?

首先，我们需要评估一下为何会产生这样的想法，是生活中发生了一些负性的事件让自己情绪跌落谷底、对未来看不到希望？抑或是生活一帆顺风，自己也纳闷为何会有此种想法，但又挥之不去？

倘若是因为生活学习中的不如意让你产生了自杀想法，那么我们需要根据缘由去寻找解决问题的办法，从根本上打消想死的念头。同时，我们需要调整自己的心态，分析自己是否存在一些歪曲的认知，让自己得出了错误的结果继而有自杀的念头。

如果是无明显诱因出现想死的想法并且比较频繁，此时我们需要警惕是否自己的情绪管理系统出现问题，这个时候需要及时前往医院寻求医生的帮助，切莫一时冲动丧失理智。

不论什么时候出现要自杀的想法，都应该告知他人，如亲人、朋友、同学或者是相关机构开通的危机干预热线，要相信这个世界还有很多人是关心你的。

17. 心病能用药医好吗？

当我们遇到抑郁情绪时，很多人都会想到一类药物：抗抑郁药，继而会冒出一个问题——吃抗抑郁药能够帮助自己摆脱这个困境吗？

如同上面所述，具体的问题需要具体分析。

如若你只是突然遇到一些负面事件，短时间（2 周左右）内感到沮丧、悲观绝望，因为人本身就具有情绪调节能力，短时间内的情绪波动是人面对事件刺激的正常反应，此时不用急着服用药物来改善自己的状态，可以通过自我管理逐步改善自己的情绪，如学会放松、参加体育锻炼等。必要时可以通过心理咨询，在咨询师的指导下学会面对生活中的不如意。

但也有其他的情况，抑郁情绪存在时间长（超过 2 周）且没有改善的趋势，此时应到精神卫生中心就诊，明确是否患有抑郁症。抑郁症在临床上并非全部都需要服用药物。根据严重程度，可分为轻度抑郁症、中度抑郁症和重度抑郁症。针对以上三种类型的抑郁症，临床治疗方法也不尽相同：轻度抑郁症患者症状表现较轻，可以通过自我调节和心理治疗的方式进行有效治疗，如运动，建立合理的生活结构，晒太阳，补充充足的富含维生素的水果、蔬菜，放松训练等；也可以接受专业的心理治疗，如认知行为疗法主要通过改变抑郁症患者的不良和歪曲认知，进而进行认知重建以达到改善抑郁症症状的效果。对于中度和重度抑郁症，则必须到专科医疗机构诊治，需要药物治疗和心理治疗双管齐下了。

18. 如何服药最安全？

如果已经确定需要服药治疗，首先我们需要知道要服用的是精神类药物。精神疾病的药物治疗是指通过精神科药物来改变病态行为、思维或心境的一种治疗手段。由于对大脑及其障碍的了解有限，精神疾病的药物治疗仍然以对症性、经验性为主要特点。抗抑郁药作为处方药，顾名思义是需要医生开具处方才能服用。所以最安全的服药方式是遵循医嘱服用药物，并定时到医院复诊了解是否需要调整治疗方案。抗抑郁药的起效时间较长，可能还会伴有一些躯体方面的不良反应，不少患者因为出现一些副作用而自行停药，未能继续服药治疗。因此，服药前我们需要对自己所服用的药物有所了解，详细向专业医生了解药物的起效时间、可能出现的不良反应、不良反应的应对措施、服药期间的注意事项等，让自己有较好的服药依从性。

（冯飞　梁炜）

第六章　特殊心理问题的调适

1. 什么是心理救援，有什么帮助？

说起救援，你可能首先在脑海中出现的是一辆闪着警示灯疾驶而过的救护车。这种救援针对的是可能会致命的严重创伤或疾病。同样，“心理救援”可以理解为另一种形式的“120”，也是在拯救生命，是主动去帮助因心理失衡而可能导致严重不良后果的人。所以，心理救援又叫危机干预，就是针对人们的

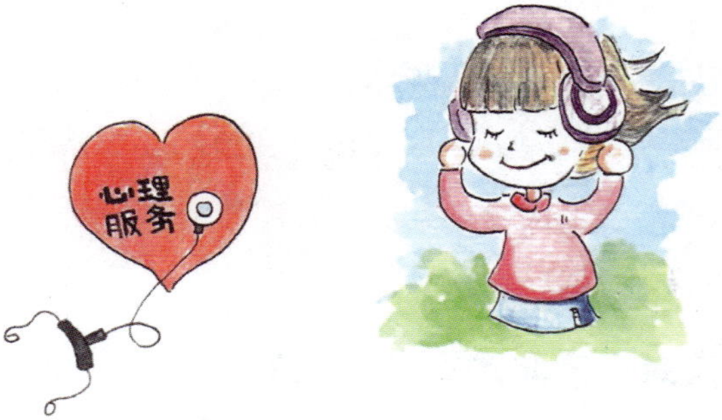

我们都在你身边

心理危机状态开展工作，通常会由专业人士来做，包括医生、心理学家等等。当然，有的时候可能也不一定是很专业的人，如果亲人朋友，特别是同学出现了心理危机，你也可以帮得到他们，做的也是心理救援。

2. 怎么知道是否需要心理救援呢？

如果人的心情很好，会想到心理救援吗？怕是不仅心理救援，可能连心理咨询都想不起来吧！

一般的困扰找心理咨询师多数就能解决了，但我们也知道，总会有些事情会带来较大的压力，如果没能处理好，各种各样的负面情绪就会使人陷入心理危机状态，也就需要心理救援了。

简明点说，当自己遇到一个重大的挫折，如考试意外失利、家里发生变故或是受伤得病之类的，又或是长期承受很重的心理压力，如父母长期不和、家庭经济困难或是人际关系紧张等，这都会让内心感到非常难过、郁闷、焦躁、恼火、痛恨、绝望、无助等等的负面情绪；这些负面情绪如果痛苦程度严重，而且持续很长时间都没有减轻，那么就可能引发心理危机状态，肯定需要各种帮助。当家人、朋友还有其他的人都帮不到太多的时候，可能就需要引入专业人员的心理救援了。

3. 吃药对心理状态有什么帮助？

相信包括作者在内的所有人，内心里都是拒绝吃药的（尽管我本人也是一名医生）。不爱吃药是人心的常态，原因有两方面，一个是坚信或迷信可以通过慢慢调整，靠自身的抵抗力就能好起来。另一个是如果接受药物的帮助，似乎就加重了内心的无助感，有点伤害自尊。好吧，我承认还有一个原因，那就是大多数药物都不怎么好吃。好在广大青少年朋友们对所谓“是药三分毒”观念了解得还不深入，看了我们这本书心里就能有个大致科学的认识。

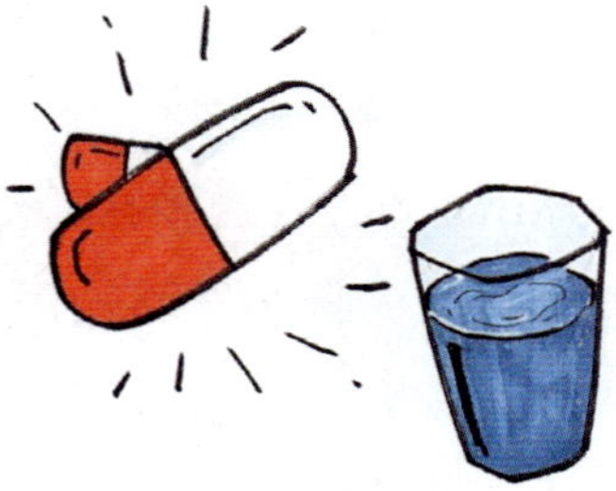

吃药

现在回归正题，我们这里提到的“吃药”，指的就是服用对心理状态有影响作用的药物。这类药大体有以下四种功能，第一种是抗抑郁的，就是应对极度的压抑、难过、悲痛和绝望，特别是能减少伤害自己或别人的想法；第二种是抗焦虑的，对过度的烦躁、紧张、害怕、担忧，特别是没有原因的慌张难安比较有效；第三种是管睡眠的，也就是处理失眠、早醒等睡眠问题；第三种是管思维的，专门应对那些我们自己都难以控制的、奇奇怪怪的想法。

4. 什么样的心理状态需要吃药呢？

一般来说，我们的负面情绪，会随着困境解决和时间流逝而慢慢减轻。如果人的情绪状态一直很差，不仅会让自己特别痛苦，还影响工作、学习和生活的话，比如说不能坚持上学，也无心打理照顾自己，甚至在人际关系上出现明显退缩，也就是不爱理人、不想说话呀，别人找自己出去玩也拒绝，整天待在屋子里难过，这样的情况在心理学上叫"社会功能损伤"。作为一名从业 20 多年的医生和心理治疗师，我可以明确告诉大家，判断一个人精神心理健康的核心标准，就是社会功能。谁年轻时还没有个意气用事的时候？不能随意地把观点想法上的与众不同，或是偶尔的情绪暴躁，抑或是情有可缘的行为过激，都简单地认定为心理方面出了问题。真正能体现心理健康实质性损害的，往往是"功能"这一标准，当一个人四肢健全，无伤无病，却整天什么事也做不了，甚至连吃饭穿衣、个人卫生和沟通交流都变得困难，照料自己生活起居的能力都在一点点丧失，那才是心理真的出了问题。

所以，具体到我们自己时，要不要吃药这个问题很简单，不管心理损害的类型和程度是怎样的，如果能自行调整并恢复，就不用吃药。但经过了各种各样的努力，如亲人陪伴、朋友关心、师长指点，或是健康教育、心理咨询、心理治疗这些方法，对不良的身心状态都没有明显改善，社会功能也难以恢复时，就需要吃些药物来帮助自己了。

5. 家人出现心理危机时，我能做些什么？

在本书前文中，提到了很多自己自我保健和自行调整的具体方法，可如果是家人出现心理危机呢？作为未成年人，我们能帮得上忙吗？针对这个疑问的回答是肯定的。

虽然在年龄、环境、经验及技能方面，未成年人与爸妈、哥姐及祖父母相比之下还有着不同程度的差距，但这并不妨碍我们去关爱家人。我们可以积极地关心和陪伴，如可以默默地倾听家人的苦恼，无条件地支持他们的重大决定；多帮家里做一些力所能及的事务，如多承担家务，减轻照料负担等；也可以利用年轻人掌握新事物的优势，帮助家人收集相关信息，提供解决问题的方法，弥补成年人特别是老年人不熟悉新途径的短处。同时，争取做好自己的事，保持学习不断进步，通过锻炼保持身心健康，做好个人安全防护，不给家里增添不必要的负担。最重要的一点，通过阅读这本手册，在必要的时候向处于困境无法解脱的家人建议："或许我们应该寻求专业的心理帮助了！"因为你可能是这个家里唯一了解这种干预方式的人。

所以，当家人面临心理危机的危害时，我们要多多陪伴和帮助，必要时建议他们寻求医生或心理治疗师的专业干预。

6. 朋友出现心理危机时，我能做些什么？

与帮助家人相比，帮助朋友应对心理危机，对于未成年人来说可能更为顺手。因为大多数朋友都和我们年龄相仿，生活环境大致类似，也就是说：我在上学，她也上学；我在打球，他也打球；我买面膜，她搜同款；我玩游戏，他一起玩。只有不存在太多思维和行为上的差异，人们才有可能成为挚友。

物以类聚，人以群分。当青少年陷入无穷无尽的心理困厄中时，朋友们的理解、支持和帮助就显得极其珍贵了。具体的操作方法大体同前，但需要做的可能没有针对亲人的措施那样多。

当然，就算是成年人，肯定也不是所有的时候，在所有的事情上，能帮得了所有的人，何况还没有成年的孩子们呢？在这里，应当着重指出的是，当朋友的困境无论是现实的还是心理层面的，都超出他自己和你本人能应付的范围时，还是要积极向大人们求助的。特别是朋友深陷下列困境时，如网络借贷、参与赌博、接触毒品、涉嫌犯罪、自伤自残、意图伤人、轻生厌世、行为极端等，必须要第一时间寻求外界的支持，将必要的信息报告给师长等成年人，以防止造成严重的不良后果。在这里，作者再次呼吁，朋友义气不是完全按对方的意愿行事，而是维护对方的根本利益。朋友的根本利益就是好好活着，健康快乐，不断成长，人生圆满。凡是不利于根本利益的事情，我们都不必支持，也不可以支持；如果由于深厚的友情而让他在危害自己和他人的路上越走越远，终有一天我们可能会后悔。再次，也要提醒一下青少年朋友们，如果你的朋友正在走上一条错路，你劝告了之后他也不听从和改正，那么我们可以考虑适当远离，保护好自己才是最重要的。

7. 亲友被隔离时，怎样调适心态？

无须讳言，这段时间内新冠状病毒肺炎在全国范围内肆虐，手册的前半部分已经把其危害和防控说得清清楚楚。今后，当我们再次遇到类似的突发重大公共卫生事件时，每个人仍然可能会重复一次今天这样的历程。2003 年“非典”爆发时数百人丧生，当时的人们会相信 2009 年还会发生甲型 H1N1 流感吗？新冠状病毒肺炎会在 2020 年春节到访人间吗？所以，我们不得不面对一个难题——如果有一天，家人或朋友真的被医学隔离了，我们该怎么办呢？

让我们先来说说家人，家人包括爸爸妈妈、兄弟姐妹及祖辈的老人们。如果是兄弟姐妹这样的同辈人被隔离，我们要承受的主要为焦虑不安、担忧害怕等情绪上的影响；如果是支撑生活的成年人被隔离，我们还要面临吃喝照料等方面的现实困难。好吧，我们就从最困难的情况来模拟一下。

假设，某一天，你的家人突然间都被要求到指定地点隔离，其他的亲友也无法提供帮助。你也被要求不要外出，只能自己待在家里。这时，你要做的事情如下：

首先，迅速检查家中现有的食物及生活必需品储备情况，一方面积极购买或向外界求援，另一方面做好持久应对的规划。求援就是利用多种渠道获取，规划就是确定每天消耗物品的种类和数量。这不是危言耸听，毕竟多久才能从外界得到吃喝用品都是未知数，凡事往最坏了打算才行。应本着可满足相当长时间的正常生活需求、多贮备多存放的原则来购买。当然，如果政府或社区安排了相应的供应则可不必如此。

其次，尽可能与其他亲人和朋友建立起持续联系，每天都要有沟通互动，以免被过度的孤独感和无助感吞噬。当然，附近的邻居也是很好的人际关系资源，在保证安全的前提下，建立通畅的沟通渠道也是有好处的。

再次，学习简单可行、经济可靠的食物制作和储存方法，科学利用家中的资源。同时，加快学习各种独自生活的技能，保持环境和个人卫生，合理安排作息时间，培养健身运动的习惯，还要做好防疫相关措施的操作。

最后，要让自己忙起来，不从事生活基本操作的时候，多读书，学习各种知识，深化自己的知识水平；或是从事精细手工制作，或是与宠物玩耍，或是应用自己的特长，在互联网上为亲友提供帮助，都是良好的减压方式。

补充说明一下，家人被隔离，就算家人没有健康方面的问题，我们不太担心他们的安全，那么也是一件生活中发生的大事，会导致我们进入心理应激状态，所以心理调适就特别重要。前面讲的几点虽然看起来与心理健康关系不大，但对维持心理平衡至关重要。只有这些条件都具备了，我们才能坐下来平静地关注自己的内心。如果有特别强烈的负性情绪，持久不散，在不能离家的情况下，可以通过本手册后面所附的心理援助热线来寻求专业帮助。也可以在网上搜索一些放松心情的视频音频资料来加以学习，或是加入网上的一些心理互助微信群，当然，这种途径的选择还是要慎重，最好有心理工作者的辅助才较为妥当。

8. 自己被隔离时，怎样调整心态？

这一问题的思考角度是与上一问题完全互换了。在通常情况下，就算是全家都被要求到隔离点接受临床医学隔离，那么每个人都会单独待在一个房间里，不太可能与家人共处一室。所以，和待在家里的人一样，我们此时面对的也是一个人的生活。与居家环境不同，医学隔离点多设置在医院、宾馆或学校这样的公共场所，生活支持会比较到位，对基本的食物和生活用品方面不必过于担忧。当然，非要强求一切条件都和居家相同也是不现实的，如游戏和娱乐方面的需求，就得暂时放弃。

我们依然做最坏打算，即全家人，包括自己都被医学隔离的时候，做些什么才能让自己好过一些呢?

首先，在最短时间内准备好随身携带的个人用品，在工作人员允许的前提下，带好手机及充电器、笔记本电脑、洗漱及个人卫生用品、一直在服用的药品及其他必需品。当然，如果家中无人的话，自行或提醒家人做好财务管理，避免不必要的损失。

其次，去隔离点的路上要听从工作人员安排，尽可能不要提过多的要求，常做深呼吸，减轻自身的恐慌紧张，反复告诫自己，隔离点肯定要比家中安全。去了隔离点，就算是自己和家人真的感染了，也会被立即识别并得到良好的医疗救助，这对全家都是好事，是生命安全的保障措施。要经常自我强化这样的理念，可以明显降低因为不确定性而产生的焦虑。道理非常简单，就跟我们平时考虑一样，最难挨的就是成绩出来之前的时间，一旦成绩公布，无论结果好坏，多数人也就慢慢坦然了。

再次，正式进入医学隔离的单独空间后，任何人都会被孤独感和焦虑感所笼罩。这时我们就要努力保持内心平衡，一方面自我放松，多读取关于疫情的正面信息，看到负面信息的时候也可以跟着宣泄情绪，但切记不可只看负面内容，自动过滤掉了积极正面的消息；另一方面，前面居家独自生活中的一些适合的技巧也可以拿来用。

最后，要对自己的身体情况保持信心，要和亲友保持密切的联系，多与乐观开朗粗线条的好友对话，接受别人无意识的正性情绪感染。如果心有余力，对同样处于医学隔离的家人们也要多加关心和爱护，方法大体同前。

9. 亲友被确诊住院时，怎样调适心态？

被明确诊断为身患传染病，特别是正在流行的传染病，对每个人来说都是重大的精神打击，发生在家人身上时当然也不例外。作为未成年人，父母、兄弟姐妹或其他亲人被诊为如新型冠状病毒肺炎这样的疾病时，我们会有两方面的心理困境要面对：

其一，担心亲人的病情发展和治疗结局。所谓亲人，就是平时没感觉到有多在意，一旦遇到事情会首先想到的人，何况还是感染上危险的疾病呢？这样的担心和忧虑，会让人坐立不安，过度敏感，一点风吹草动都会扰乱自己的内心。特别是在疫情防控的情况下，不可能对亲人加以照料，无法得到及时有效的信息，更会使情绪的敏感和焦虑加重。

其二，亲人都住院了，通常自己也就被医学隔离了，那自己会不会也得病呢？毕竟天天生活在一起，谁知道自己是不是也被感染了，只是现在还查不出来呢？就算自己没有感染，那其他家庭成员呢？爷爷奶奶年纪大了，身体弱，肯定比我更容易感染；弟弟妹妹年纪小，免疫力低，也有好大的风险，这可怎么办呢？这样的心态很正常，遇上如此事件，没人能气定神闲地应对。

那怎么来处理这种危难时刻的不良心态呢？

说来的确不容易，就算个别人与亲人间的情感纽带不太紧密，但灾难性事件也会把家人紧紧联系在一起。家庭成员就是如此，一荣俱荣，一损俱损，无论我们是否承认或是否喜欢，都是这样。

下面有几项具体建议给到大家：首先，选择信任医院和医护人员，相信他们会尽全力救治自己的亲人。没有任何一名医生或护士希望自己的病人治疗失败，所以医护和家属是站在同一条战线上的，应该互相理解和支持。因染疫而不幸去世的人只占极少一部分，所以只要应对得当，绝大多数人都是可以完全康复的。

其次，选择信任亲人的体质和坚韧的生存意志。毕竟人的生命只有一次，人人都会逃避死亡而向往生存。如果可以和住院的亲人保持联系，那就一定要加强关心、宽慰和鼓励，帮助他们树立和稳固信心，争取早日好转，最终出院。

再次，利用先前学到的心理维护技巧，选择性地加以应用，来帮助自己处理负面情绪，同时也把技巧传授给接受治疗的亲人，尽可能使更多的人保持相对稳定的情绪，从而维护全家的心理平衡。

10. 自己被确诊住院时，怎样调整心态？

如果我问你：“全世界你最关心谁？”我想很多人会表面上不说话，但内心就默默地承认是自己。好吧，这是我们“虚伪的成年人做法”。虽然不了解现在的孩子们会怎么表达，但不管怎么说，答案肯定一样的。

所以，实在的观点出来了，人只有照顾好自己，才有能力去照顾别人；爱护自己都做不好，也就提不上爱护别人。这不是自私，这就是生活的现实。其实从青少年时期开始，我们会把更多的精力放在与周围人的相处与互动方面来。

建立和维持人际关系，应对和处置社交问题，是人生在这个阶段的必修课之一。很多作者的同龄人，其实是不会爱自己的，都把自身的价值与对他人的付出联系起来，甚至当成唯一的评价标准，这是很不明智的。诚然，我们很看重自己在别人心中的位置，但这不代表应该只顾别人而不顾自己。而实现珍视自己的理念的最好方式，就是尽可能早地明确相关的认识，并不断强化和坚持。

科学研究证明，情绪与躯体状态互相影响，身体不适肯定会心情不好；反之，良好的心态也会让身体不适主观上有所减轻。

因此，一旦真的感染上疾病而不得不接受系统的治疗，那么我们不如把心一横，和病毒死磕到底。“反正你是想要我的命，我就绝不会认命服输！”调动全身心的资源来和病毒搏斗。

人的斗志一旦燃起，潜能就会有可能被激发，从而增强机体抵御能力。另一方面，要做到战略上重视疾病，战术上放松自我，让自己尽可能保持轻松的心态。如果疾病不严重，就可以应用我们先前介绍的各种调整方法，来帮助自己减轻压力，平稳情绪。

如果疾病比较重，身体活动都不太灵便，做不了太多需要肢体活动参与的自我维护，那么躺在病床上，个人能做的调整主要就是心理建设。躺在病房里无法与他人联系时，心中常要去回忆过去的美好的事，时常要去思念美好的人，重温自己发光发亮的瞬间，去咀嚼生活中令人开怀的点点滴滴。

接下来，还要去想象康复之后的状态，健健康康地去学习、去工作或是去娱乐。想象得越真实越好，充分去体验那种愉快和欣慰。科学研究证明，美好的想象可以改善心身状态，有助于抵御疾病的攻击。所有的一切，都有助于我们身体康复，心态保持相对平稳。

11. 亲友不幸去世后，如何开启新的生活?

这样的事情，每个成年人都会遇到。按人的正常生命历程来说，衰老和死亡是不可避免的事情，通常情况下我们会慢慢接受，并渐渐开启没有那位亲友参与的全新生活。但如果亲友是意外离世，特别是因灾难、事故或疫情而突然离去，那就不属于正常死亡，让人缺乏足够的心理准备和缓冲空间。那么，怎样来良好应对呢?

其实，心理学中有一项专项内容，叫“居丧干预”，简单来说就是针对有关系密切的亲友亡故的人，实施针对精神痛苦和心身保护的相应措施。而居丧干预成功的最重要目标，就是被帮助的人最终可以恢复生活和工作的常态，接触和接受新的人际关系，自信而勇敢地开启全新人生。作为青少年，如果有至亲或人生挚友不幸离世，经过一段时间的调整又无法恢复心理平衡，那么就可以求助于心理工作者，接受以居丧干预为主的专业帮助。

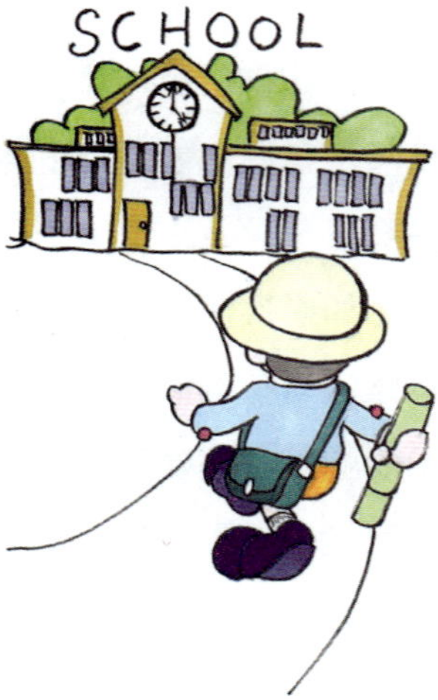

化悲痛为力量，在逆境中成长！

尽管居丧干预是一件比较专业和复杂的事情，我们还是努力向大家去解读和描述一下相关内容，让大家对此有一定的了解。这项工作包括 4 部分内容，具体如下：

第一步，接受失去亲友的现实，即帮助青少年认识到生命的丧失已经真实发生，没有任何努力可以改变这一事实。我们不去否认它，也不要去扭曲它。

第二步，帮助青少年面对必须经历的悲伤，让所有人都了解到，丧亲的悲痛是正常的，也是必要的，是对逝去亲人的情绪联结。要自然而开放地去接触悲痛，感受悲痛带来的意义。给自己足够的时间去悲伤、缅怀。

第三步，帮助建立新的人际关系。引导青少年去修补和完整自己的社会支持系统，也就是建立更有希望的人际关系。通过生涯规划，找到人生的全新方向，树立希望在明天的观念。

第四步，帮助适应新生活。和青少年共同把丧失亲友的伤痛“打包”，存放在内心一个固定的小空间，需要怀念时就从空间中取出来。适应生活中没有那位亲友的状态，学习自行完成一些原来需要那位亲友帮助的事务。正视缺失的意义，建立对自我的全新认识和健康积极的生活信念。

或许有读者会问，这么专业的东西写给我们看干嘛？看了我们也不一定会做。的确，看了是不见得会做，但了解一下总比不知道要强。我们的目的很明确，不是在任何时间、任何地点、任何事件上都能随时随地找到临床心理工作者或是有居丧干预经验的人来求助。如果没有这方面的人员可以求助，那么我们是不是可以通过一定的学习来实施助人或是自助呢？作者认为完全是可以的。居丧干预的 4 个步骤，青少年可能没有条件去完全掌握和熟悉它，但在只有你能帮助自己或别人的情况下，据此是可以给出可靠的指导的，按图索骥的学习和模仿也会有实际的帮助，至少这里面助人的理念不会有错误。

12. 不管有没有重大的公共卫生事件，有些伤害一直都存在，又应当如何求助？

阳光并不总是能照耀所有的地面，有的阴影会一直笼罩在青少年的头顶。时代进步到全新世纪，2020 年的人类不应该再对某些丑行抱持以无视或遮掩的态度。这些丑行就包括了严重损害青少年基本权益和心身状态的行为，如近年来不断被披露的校园欺凌事件、性侵学生事件、虐待儿童事件及留守儿童的丧失监管等。

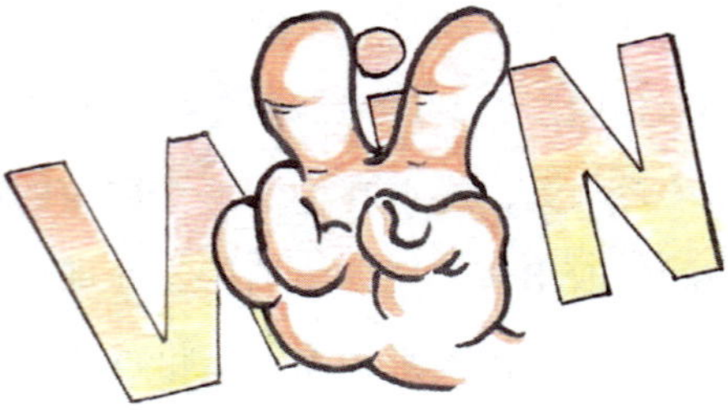

胜利！

传染病疫情总会过去，绝大多数人们都会回归于之前的平静生活，而原来就不平静的孩子们也必须得到应有的善待。经历过上面的事情，很多人都会留下创伤相关的心理问题，少部分人还有可能患上创伤相关精神疾病。这类心理疾病的主要症状有：严重失眠，噩梦连连，过度警觉，胆小怕事，社交回避，言行退缩，甚至出现受侵害的场景反复出现在眼前的闪回症状，或是不敢再进入曾经发生侵害的场所等。这些都是心理创伤的表现，应当且必须得到正规的干预和治疗。下面从心理工作角度，统一对遭受身体和心理侵害的青少年提出几条建议：

其一，要学会对任何的侵害行为说不。多数成年人都经历过，年幼时的我们是那么弱小，总感觉没有底气与人抗争。大部分的侵害行为，都有个渐进性的过程，从一开始的小动作和不良的言语，发展到最后的实质性侵害，坏人都会因为我们的无声无息才会越来越胆大。所以，开始的拒绝和反抗，是阻止他人侵害我们的第一道防线。

其二，如果无法反抗或受到威胁，那么要在事后第一时间报警。是的，要在第一时间报警，然后再告知家长和学校。其中的原因，等你们长大后就会明白的。相信成年人有更丰富的经验来应对困难，但前提是我们要先勇于面对。

其三，如果侵害已经发生，相应的处理已经完结或是正在进行，可以主动来寻求医生、心理学家和危机干预工作者的支持，帮助自己治疗心理创伤，常见的方法有支持性心理治疗、稳定化技术、眼动脱敏再加工（EMDR）和紧急事件应激晤谈（CISD）等。为什么把这些奇怪拗口的名称抛给大家，也就是希望在面对所谓心理医生时擦亮眼睛，如果连以上技术都不知道的，也就可以考虑换人了。

给所有青少年朋友的一句话——“我们都不想成为讨厌的大人！”

—— 徐福山，医生，一名四岁男孩的爸爸

（徐福山）

附　件

一、读心术：心理健康评估工具

PHQ—9（9 条目患者健康问卷）

根据下面 9 个问题回答，在符合您的选项数字上面“√”，将答案的相应评分相加得出总分，根据总分判断您是否处于抑郁状态。如总分达 5 分或 5 分以上，应警惕抑郁状态。

序号	在过去的 2 周内，以下情况烦扰您有多频繁?	评分			
		完全不会	好几天	一半以上的天数	几乎每天
1	做事时提不起劲或没有兴趣	0	1	2	3
2	感到心情低落，沮丧或绝望	0	1	2	3

（续表）

序号	在过去的2周内，以下情况烦扰您有多频繁？	评分			
		完全不会	好几天	一半以上的天数	几乎每天
3	入睡困难，睡不安稳或睡眠过多	0	1	2	3
4	感觉疲倦或没有活力	0	1	2	3
5	食欲不振或吃得太多	0	1	2	3
6	觉得自己很糟或觉得自己很失败，或让自己或家人失望	0	1	2	3
7	对事物专注有困难，如阅读报纸或看电视时	0	1	2	3
8	做动作或说话速度缓慢到别人已经察觉？或正好相反——烦躁或坐立不安、动来动去的情况更胜于平常	0	1	2	3
9	有不如死掉或用某种方式伤害自己的念头	0	1	2	3

评分标准：

结果分析 / 分值	没有抑郁	有抑郁症状	明显抑郁症状	重度抑郁
标准分（请在相应分值处打“√”）	0~4分	5~9分	10~14分	15~27分

GAD—7（广泛性焦虑障碍量表）

在过去的2周内，有多少时候受到以下任何问题困扰？（在您的选择下打“√”）	完全不会	几天	一半以上的日子	几乎每天
1. 感觉紧张，焦虑或急切	0	1	2	3
2. 不能够停止或控制担忧	0	1	2	3
3. 对各种各样的事情担忧过多	0	1	2	3
4. 很难放松下来	0	1	2	3
5. 由于不安而无法静坐	0	1	2	3
6. 变得容易烦恼或急躁	0	1	2	3
7. 感到似乎将有可怕的事情发生而害怕	0	1	2	3

评分标准：

结果分析 / 分值	正常	轻度焦虑	中度焦虑	重度焦虑
标准分（请在相应分值处打“√”）	0~4分	5~9分	10~14分	15~27分

二、睡眠指引音频

睡眠指引

三、肌肉放松训练

肌肉放松训练

四、想象放松训练

想象放松训练

五、3 分钟呼吸空间

3分钟呼吸空间

六、正念行走

正念行走

七、正念伸展

正念伸展

八、全国各地主要心理援助热线号码

心理口罩

序号	省份	热线名称	电话号码	主办单位
1	高校	北京大学	010-6276021	
2		清华大学	400-680-6101	24 小时
3		北京交通大学	010-	
4		北京师范大学	400-1888-976	
5		南开大学	022-23505432	
6		复旦大学	1735956351	
7		华南师范大学	18011959205	
8	北京	北京市心理援助热线	010-82951332，800-810-1117	北京回龙观医院
9	天津	天津市心理援助热线	022-88188858	天津市安定医院
10	河北	河北省心理援助热线	0312-96312	河北省精神卫生中心
11	山西	山西省心理援助热线	0351-8726199	太原市精神病医院
12		运城市心理援助热线	0359-5553999	运城市稷山县精神病 医院
13	内蒙古	呼伦贝尔市心理援助热线	0470-7373777	呼伦贝尔市精神卫生中心
14		内蒙古自治区心理援助热线	0471-12320-5	内蒙古自治区精神卫生中心
15	辽宁	大连市心理援助热线	0411-84689595	大连市第七人民医院

（续表）

序号	省份	热线名称	电话号码	主办单位
16	辽宁	抚顺市心理援助热线	024-57520521	抚顺市第五医院
17		辽宁省阜新市心理援助热线	0418-3780123	阜新市第四人民医院
18		锦州市心理援助热线	0416-3215120	锦州市康宁医院
19		沈阳市心理援助热线	024-23813000	沈阳市精神卫生中心
20		辽宁省心理援助热线	024-73835706，024-12320-3	辽宁省精神卫生中心
21		营口市心理援助热线	41，732，630，034，173，200，000	营口市第四人民医院
22	吉林	长春市心理援助热线	0431-89685000，0431-89685333，0431-12320-6	长春市第六医院
23		吉林省神经精神病医院心理援助热线	0434-5079512，0434-5079510	吉林省神经精神病院
24		辽源市心理危机援助热线	0437-6996888	辽源市第二人民医院
25	黑龙江	大庆市心理援助热线	0459-12320	大庆市第三医院
26		哈尔滨市心理援助热线	0451-82480130	哈尔滨市第一专科医院

（续表）

序号	省份	热线名称	电话号码	主办单位
27	黑龙江	齐齐哈尔市心理援助热线	0452-2736734，0452-2739122	齐齐哈尔医学院
28	上海	上海市心理援助热线	021-12320-5	上海市精神卫生中心
29	江苏	苏州市心理援助热线	0512-12320-4，0512-65791001	苏州市心理卫生中心
30		南京市心理援助热线	025-83712977	南京市脑科医院
31		徐州市心理援助热线	0516-12320-6;0516-83447120	徐州市东方人民医院
32		无锡市红十字心理援助热线	0510-88000999	无锡市精神卫生中心
33	浙江	杭州市心理援助热线	0571-85029595	杭州市第七人民医院
34	安徽	合肥市心理援助热线	0551-63666903	合肥市第四人民医院
35	福建	福建省心理援助热线	0591-85666661	福州神经精神病防治院
36		泉州市心理援助热线	0595-27550809，18159526768	泉州市第三医院
37		厦门心理援助热线	0592-5395159	厦门市仙岳医院

（续表）

序号	省份	热线名称	电话号码	主办单位
38	江西	九江市心理援助热线	0792-8338111	九江市第五人民医院
39	江西	赣州市心理援助热线	0797-8155180	赣州市第三人民医院
40	山东	潍坊市心理援助热线	0536-6231120	潍坊市精神卫生中心
41	山东	枣庄市心理援助热线	0632-8076100	枣庄市精神卫生中心
42	山东	临沂市心理援助热线	4001539120	临沂市精神卫生中心
43	山东	青岛市心理援助热线	0532-85669120	青岛市精神卫生中心
44	河南	濮阳市心理援助热线	0939-6188620	濮阳市精神卫生中心
45	河南	河南省心理援助热线	0373-7095888	河南省精神卫生中心
46	河南	开封市心理援助热线	0371—23921120，4001-096-096	开封市第五人民医院
47	河南	漯河市心理援助热线	0395-3701120	漯河市中心医院西城分院（漯河市精神病专科医院）
48	湖北	武汉市心理医院“心心语”心理热线	027-85844666	武汉市精神卫生中心
49	湖南	常德市心理援助热线	0736-7870909	常德市精神卫生中心

（续表）

序号	省份	热线名称	电话号码	主办单位
50	广东	东莞市心理咨询求助热线	0769-22113311	东莞市第七人民医院
51		广州市心理援助热线	020-81899120，020-12320-5	广州市惠爱医院
52		深圳市心理援助热线	0755-25629459	深圳市康宁医院
53		中山市心理援助热线	0760-88884120	中山市心理卫生中心
54		佛山市 24 小时心理援助热线	75782667888	佛山市第三人民医院
55		江门市心理援助热线	0750-3125678	江门市精神卫生中心（江门市第三人民医院）
56	广西	广西心理援助热线	0772-3136120	广西壮族自治区脑科医院
57		南宁心理援助热线	0771-3290001	南宁市第五人民医院
58	海南	海南省心理援助热线	96363	海南省安宁医院
59	重庆	重庆市心理援助热线	023-12320-1	重庆市精神卫生中心
60	四川	阳光心理热线	0816-2268885	绵阳市精神卫生中心
61	云南	昆明市心理援助热线	0871-5011111，0871-12320-5	昆明市心理危机研究与干预中心

（续表）

序号	省份	热线名称	电话号码	主办单位
62	云南	云南省保山市心理援助热线	0875−2130595	保山市第三人民医院
63	陕西	汉中市心理援助热线	4008096341	汉中市精神病医院
64	陕西	西安市心理援助热线	4008960960	西安市精神卫生中心
65	甘肃	兰州心理援助热线	0931−4638858，0931−12320−5−1	兰州市第三人民医院
66	甘肃	天水市心理援助热线	0938−8221199或，0931−12320−5−2	天水市第三人民医院
67	青海	青海省心理援助热线	0971−8140371，18997267291	青海省第三人民医院
68	宁夏	宁夏心理援助热线	0951−2160707	宁夏回族自治区宁安医院
69	新疆	新疆石河子市心理援助热线	0993−2851261	石河子市绿洲医院

信息来源—国家心理援助热线项目办

注：医疗机构心理援助热线在疫情期间24小时值班

（陈冠婕　禹婷婷　彭博　张迎黎）